高职高专医药院校课程改革创新教材

供高职高专护理、助产等医学相关专业使用

护理心理学

（第3版）

主　编　章　虹
副主编　张瑞娟　潘　虹
编　者　（按姓氏汉语拼音排序）

杜　薇　江西医学高等专科学校

付　佳　锡林郭勒职业学院

何丽坤　广西中医药大学高等职业技术学院

李家忠　雅安市第四人民医院

李秀丽　九江学院

潘　虹　济南护理职业学院

章　虹　江西医学高等专科学校

张瑞娟　雅安职业技术学院

北　京

内 容 简 介

本书旨在贯彻《国家职业教育改革实施方案》等文件精神，面向"十三五"职业教育国家规划教材评审，在编写时强调心理学知识与护理学专业实践的交织与融合，以及数字化教材的运用。全书共 8 章，由浅入深、循序渐进，系统阐述了护理心理学的性质、对象、任务及发展的历史、现状和展望，心理学基础，心理健康，挫折与心理防御机制，心理应激与心身疾病，心理护理的基本技能，患者的心理护理及护士心理，主要介绍了护理心理学的知识、技能，心理护理的方法在护理临床上的应用，以及临床心理护理的理论与模式的实施程序和应用等内容。

本书可供高职高专护理、助产等医学相关专业使用。

图书在版编目（CIP）数据

护理心理学 / 章虹主编. —3 版. —北京：科学出版社，2020.6
高职高专医药院校课程改革创新教材
ISBN 978-7-03-064882-2

Ⅰ. 护 Ⅱ. 章… Ⅲ. 护理学-医学心理学-高等职业教育-教材 Ⅳ. R471

中国版本图书馆 CIP 数据核字（2020）第 064995 号

责任编辑：张立丽 路 倩 / 责任校对：杨 赛
责任印制：李 彤 / 封面设计：涿州锦晖

科学出版社 出版
北京东黄城根北街 16 号
邮政编码：100717
http://www.sciencep.com

北京虎彩文化传播有限公司 印刷
科学出版社发行 各地新华书店经销

*

2010 年 6 月第 一 版 开本：787×1092 1/16
2020 年 6 月第 三 版 印张：10 1/2
2023 年 1 月第二十次印刷 字数：246 000

定价：39.80 元
（如有印装质量问题，我社负责调换）

前　言

Preface

　　护理心理学是将心理学理论与技术运用到护理领域，研究心理因素与健康和疾病之间的关系，以及护理领域中有关健康和疾病的心理活动规律及其相应的最佳心理护理方法的学科。护理心理学也是护理学和心理学相结合的一门交叉学科，是护理及相关专业的基础课程，它为整个护理学提供心理学的观点、方法和技术，因此是护理学专业学生必修课程之一。随着医学模式由生物医学模式向生物-心理-社会医学模式转变，现代护理学得以迅猛发展，护理心理学已成为现代系统化整体护理领域的重要组成部分，是现代护理教育的重要课程体系，它能让护理专业的学生形成生理与心理相统一的整体认识观。本教材站在全新的角度理解健康与疾病，并从生理与心理社会因素方面认识与解释疾病、治疗疾病，形成心理社会整体护理模式，来满足现代医学模式和医学自身发展需求的现代整体护理理念。

　　本书旨在贯彻《国家职业教育改革实施方案》等文件精神，面向"十三五"职业教育国家规划教材评审，落实教育部最新《高等职业学校专业教学标准》要求的课程建设工作；同时，旨在满足院校不断增长的对教育数字化课程建设的需求，契合高等职业院校优势教学资源共建、共享的发展需要，满足我国高等职业教育教学的需要。本教材编写注重体现教育部对高等卫生职业教育护理专业的规范要求，体现新教学理念与教学改革和课程建设的紧密结合，突出护理专业实用性的特色，以更好地服务于医学职业教育。本教材编写具有创新性，希望为提高教学质量和培养护理专业技能人才贡献微薄之力。

　　本书的编写得到了科学出版社、江西医学高等专科学校等单位有关领导的关怀和支持，在此谨致衷心的谢意。由于编者水平有限，本书难免存在疏漏之处，敬请读者和同行批评指正！

编　者

2020 年 1 月

配 套 资 源

欢迎登录"中科云教育"平台，**免费**数字化课程等你来！

　　本教材配有图片、视频、音频、动画、题库、PPT 课件等数字化资源，持续更新，欢迎选用！

"中科云教育"平台数字化课程登录路径

电脑端

◎ 第一步：打开网址 http://www.coursegate.cn/short/EMPML.action

◎ 第二步：注册、登录

◎ 第三步：点击上方导航栏"课程"，在右侧搜索栏搜索对应课程，开始学习

手机端

◎ 第一步：打开微信"扫一扫"，扫描下方二维码

◎ 第二步：注册、登录

◎ 第三步：用微信扫描上方二维码，进入课程，开始学习

PPT课件，请在数字化课程中各章节里下载！

目　录

Contents

第1章

绪 论

现代医学模式把人看成是身心统一的整体，个体的健康包括生理、心理、社会三个方面。"以人的健康为中心"的整体护理模式要求在现代护理工作中，既要关注护理对象的生理反应，又要关注患者的心理反应和情绪变化及影响健康的身心和社会因素，满足护理对象的身心需求，促进其早日康复。因此，现代护理工作对从业者提出了更高的要求，护士必须具备良好的职业道德和心理素质才能胜任护理工作，进而更好地为护理对象提供服务。维护护士的心理健康、优化护士的职业心理素质也成为临床护理工作的专业发展目标。因此，学习和掌握护理心理学相关的理论知识与实践技能已经成为护理工作人员的重要任务。

第1节 护理心理学概述

为了解决临床护理实践中的各类心理行为问题，护理学与心理学相结合产生了一门交叉学科——护理心理学。护理心理学是护理学的一个重要分支，将心理学理论、技术与方法运用于现代护理领域，是心理学领域中的应用学科。

一、概念

心理学是研究心理现象的本质、特点及发生、发展、变化规律的科学。

目前，心理学的研究主要分为理论研究和应用研究两个方面。

心理学理论研究的目的主要是探索人和动物的心理现象、行为表现及人格心理特征发生与发展的原理和规律。它主要包括实验心理学、认知心理学、人格心理学、社会心理学、发展心理学、心理测量学、生理心理学等学科。

心理学应用研究的目的则是将理论研究的成果运用到不同的领域，以解决各种实际问题。它主要包括临床心理学、教育心理学、学校心理学、工业与组织心理学、广告心理学、消费心理学、法律与犯罪心理学、运动心理学等学科。

护理心理学，是护理学与心理学交叉结合而形成的一门应用学科，是将心理学的理论与技术运用到护理领域，研究在护理情境这个特定的社会生活条件下个体心理活动发生、发展及其变化规律的学科。

二、护理心理学的研究内容与研究方法

（一）护理心理学的研究内容

护理心理学的任务是把心理学的基本理论和技术运用于临床护理，指导临床护理工作者依据患者的心理活动规律做好心理护理。为实现这一任务，护理心理学必须深入研究以下几个方面的内容。

1. 研究患者的心理活动特点 研究患者的一般心理活动规律和特殊的心理表现，并

依据其心理需要，采取恰当措施实施个性化心理护理，促进患者早日康复。

2. 研究心身交互作用对身心健康的影响　研究和阐明心理社会因素在疾病的发生、发展和转归过程中作用的途径和规律，为采取针对性的心理护理措施提供依据。

3. 研究和应用心理评估、心理干预的理论和技术　可有效地帮助临床护理工作者了解患者的人格与心理问题，干预并解决患者现存的或潜在的心理问题，评价干预效果。同时，也为护理科研提供客观评价资料。

4. 研究心理护理的理论、技术和方法　心理护理是护理心理学的主要任务。临床护理工作者针对患者当前存在的和潜在的心理问题及心理特点，研究出具体的心理护理技术，在心理健康教育的基础上，选择合适的心理干预方法，制订个性化的心理护理方案，运用心理学的理论和技术对患者实施心理护理。同时，护理心理学还研究如何运用心理学知识和技术促进患者的身心健康，促进护理心理学理论和技术的完善和发展，促进患者的全面健康。

5. 研究护士的心理品质及培养　研究优化护士的职业心理素质，可提升护士自我情绪管理能力、适当的情感表达能力和自控力、有效的人际沟通能力及自身压力管理能力，维护护士自身身心健康，进而更好地为患者提供服务。

护理心理学的研究对象是人，包括患者和护士两部分。其中，患者是指患有心身疾病或心理障碍、神经精神疾病等的个体，也包括患躯体疾病兼有心理和行为反应的患者。护理心理学研究患者的心理特点、心理行为问题产生的原因及心理护理的方法，针对各种心理行为反应的患者实施行之有效的心理护理措施，以促进患者早日康复。对于护士，主要研究其职业心理素质及优化方法，从而维护和促进护士的身心健康。

（二）护理心理学的研究方法

1. 观察法　是指研究者通过对研究对象的科学观察和分析，揭示心理行为活动规律的方法。此种方法是通过对研究对象的言语、表情和行为动作的观察来了解其心理活动。观察法是护理心理学常用的方法之一，在心理评估、心理咨询、心理治疗中被广泛应用。其优点是研究者可以获取被试不愿意或不能够报告的心理行为数据；缺点是观察的结果不易比较，研究质量在一定程度上取决于研究者的水平。

观察法根据其进行观察的环境条件不同，分为自然观察法和控制观察法。

（1）自然观察法：在不加任何干预的自然情境下，对表现个体心理现象的外显行为活动进行观察。自然观察法可观察到的行为范围较广，如评估对象的行为举止、语言、仪表、表情及在各种情形下的应对行为等。其优点是被试的心理行为表现比较自然、真实；缺点是过程缓慢，所得到的结果具有偶然性，很可能是一种表面现象，不易精确判断其影响因素及影响的程度。该方法要求观察者对评估对象有长期、系统和细致的观察，同时观察者要有丰富的知识和较强的分析判断能力。

（2）控制观察法：指对被试做特定处理或让其处于预先设置好的情境中进行观察的方法，该方法需预先设计，按既定程序进行，每一名被试都接受同样的刺激，又称实验观察法，如心理学的延迟满足实验就是通过糖果实验来观察儿童的抗拒诱惑能力。其优点是能够准确控制影响因素及影响的程度，观察到的结果具有较强的可比性和科学性，研究过程也比自然观察法快；缺点是观察对象易受情境因素影响，观察到的心理行为现象可能失真，观察结果的效度与研究者的水平及控制条件有关。

2. 访谈法　是护理心理学最基本、最常用的方法之一。访谈不同于一般的交谈，它具有很强的目的性，强调对谈话内容和谈话氛围的调节和控制，要求调查员事先接受培训，由他们按照调查的设计要求对研究对象进行访谈或访问，并按照同一标准记录访问时研究对象的各种回答内容。座谈也是一种访谈的手段。通过座谈可以更大范围地获取相关资料，如家属座谈。

使用访谈法应注意的问题如下。

（1）真诚、专注地倾听当事人的话语，真实、客观、全面地理解当事人的真实情感是访谈法的基础和前提。

（2）工作人员应站在中性的立场上，尽量不要流露出明确的是非评价标准，更不能单纯用道德的准则与当事人交谈。

（3）访谈中要注意使用适当的技巧，以使谈话达到预期目的。

（4）注意分析当事人反应的真实性，善于区分其情绪和行为的真伪，争取获得比较真实的信息。

3. 测验法　即在标准的条件下，按照规范的程序，给予被试统一的刺激，将被试的反应与常模比较，从而对被试的心理和行为做出量化结论的方法。测验法通常用来测量被试的各种能力、兴趣、态度或成就等，是临床心理学研究中最常用的一种方法。

4. 实验法　为在控制条件下对某种心理现象进行研究的方法。其优点是研究速度较快，并可根据要研究的心理行为现象灵活调整、控制环境变量；缺点是实验变量的控制要有相应的条件，如相应的仪器设备、标准的计算工具及配套的控制软件等。

实验法根据研究目的和场景的不同，可分为实验室实验法和自然实验法。

（1）实验室实验法：是指在实验室条件下，通过人为控制相应实验变量，借助相关的仪器设备，来研究心理行为变化规律的方法。其优点是实验条件严格控制，有助于发现事件间的因果联系，且可反复验证；缺点是，由于主试严格控制实验条件，使实验情境带有很大的人为性，且被试在实验室环境中容易引起心理紧张，相应的实验结果可能会产生偏差。

（2）自然实验法：也称为现场实验法，是指在医学临床或日常生活、工作环境中，对被试的部分变量进行操作，进而分析其心理行为反应的研究方法。其优点是研究工作与自然活动结合密切，实验结果与实际情况比较吻合；缺点是条件控制不够严格，难以得到精确的实验结果。

5. 个案法　是指对一个研究对象进行深入而详尽的观察与研究，以便发现影响某种行为和心理现象的原因的方法。个案法可以同时使用观察、访谈、测验和实验等研究手段，一般由经验丰富的研究者实施。例如，让·皮亚杰（Jean Piaget）用个案法研究正常儿童的智力发展，提出了著名的认知发展理论。个案法对某些特殊案例的深入、详尽、全面的研究，对于揭示研究对象的心理行为发展、影响因素及干预有重要意义。

在现代研究中，护理心理学还有很多研究方法，如调查法、相关法等，在实际工作中，各种方法往往也是配合使用，并在实践中逐渐改进，不断创新。

第 2 节　心理学的主要理论

1879 年，威廉·冯特（Wihelm Wundt）在德国莱比锡大学建立了第一所心理学实验室，从此，心理学成为一门独立的学科。由此，相继出现了许多理论学派，其中最具代表性的有四个：精神分析理论学派、行为主义理论学派、人本主义理论学派和认知理论学派。

考点
精神分析的主要理论

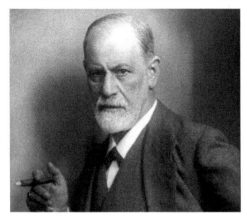

图 1-1　Sigmund Freud（1856—1939）

一、精神分析理论

精神分析理论又称心理动力理论，由奥地利精神科医生西格蒙德·弗洛伊德（Sigmund Freud）（图 1-1）于 19 世纪末 20 世纪初创立。主要内容：潜意识理论、人格结构理论、本能论、性心理发展理论和心理防御机制理论等。

（一）潜意识理论

Freud 把人的精神活动分为潜意识、前意识和意识三个意识层次。

1. 潜意识　又称无意识，是指个体无法直接感知到的那一部分心理活动，主要包括不被外部现实、道德理智所接受的各种本能冲动、需求和欲望，或明显导致精神痛苦的过去事件。这些难以被接受的心理活动或事件如若保存在意识中，个体很难承受，于是通过压抑过程被排挤到潜意识中。潜意识虽然不被意识所知觉，但是，它是整个心理活动中最具动力性的部分，是人类心理活动的原动力所在。正常人的大部分心理活动是在潜意识中进行的，大部分日常行为是受潜意识驱动的。Freud 认为，如果把人的心理比作一座冰山，那么意识只是冰山露出海面的一小部分，而大部分心理活动或过程是潜意识的（图 1-2）。

2. 前意识　介于意识和潜意识之间，主要包括目前未被注意到或不在意识之中，但通过自己集中注意或经过他人的提醒又能被带到意识区域的心理活动和过程。前意识的作用就是保持对欲望的需求和控制，使其尽可能按照外界现实要求和个人道德来调节，是意识和潜意识之间的缓冲。

3. 意识　能被个体所感知的心理活动，是心理活动与现实联系的那部分，如感知觉、情绪、意志和思维等。意识活动是遵循现实原则来行事的，只有合乎社会规范和道德标准的各种观念才能进入意识，意识保

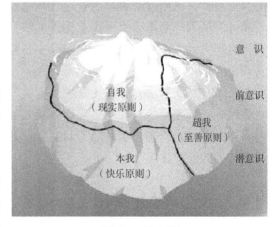

图 1-2　冰山图

持个体对环境和自我状态的感知，对人的适应有重要的作用。

Freud 认为，被压抑到潜意识中的各种欲望或观念，如果不能被允许进入意识中，就会以各种变相的方式出现，表现为心理、行为或躯体的各种病态。

（二）人格结构理论

Freud 认为，人格结构由本我、自我、超我三个部分构成，各自代表人格的某一个方面，遵循不同的规则，追求不同的目标，但是三者又相互作用、相互影响。

1. **本我** 即原始的我，是人格中与生俱来的、最原始的潜意识结构部分，是人格形成的基础。本我由先天的本能、基本的欲望（如饥饿、口渴、性欲等生理需求）、冲动和生命力所组成。本我遵循"快乐原则"，追求本能能量的释放和紧张的解除，追求个体的舒适、享受、生存、繁殖，它不理会社会道德和外在的行为规范，唯一的要求是获得快乐，避免痛苦。本我处于无意识状态，不被个体所察觉。

2. **自我** 是现实化的本我，是个体出生后受到现实环境的影响从本我中分化出来的，属于人格中比较理性、真实的部分，是自己可意识到的执行思考、感觉、判断或记忆的部分。自我的任务是调节本我和超我之间的矛盾。自我遵循"现实原则"，一方面寻求合理的方式尽可能使本我的欲望得到满足；另一方面又在超我的要求下，顺应外在的现实环境，采取社会所允许的方式指导行为，保护个体安全。自我是人格结构中最为重要的部分，自我的发育及功能决定着个体心理健康的水平。

3. **超我** 是道德化了的自我，是从自我中分化出来的。自我分为两部分，一部分是执行的自我，即自我本身；另一部分是监督的自我，即超我。超我是人格结构中代表理想的部分。个体在长期社会生活过程中，将社会规范、道德观念、文化价值观等内化，从而形成了超我。它与本我一样是非现实的，大部分处于潜意识状态，是人格中最具理性的部分。超我遵循"至善原则"，监督自我去限制本我的本能冲动，就像一个高高在上的法官，审视、检查、监督、批判及管束个体的行为，按照社会法律、规范、伦理、习俗来辨明是非，分清善恶，使人格达到社会要求的完善程度。

Freud 认为，人格是在企图满足无意识的本能欲望和努力争取符合社会道德标准两者长期冲突的相互作用中发展和形成的。"自我"在"本我"和"超我"中起协调作用，使两者保持平衡。如果"自我"无法调节两者之间的矛盾冲突，就会产生各种精神障碍和病态行为。

（三）本能论

Freud 认为，人的精神活动的能量来源于本能。本能是个体基本的发展需求，其来源是个体内部的需要和冲动。本能引发个体产生兴奋和紧张状态，从而驱动个体完成某种行为，进而缓解、释放、消除个体的紧张和兴奋。

人类最基本的本能有两类：一类是生的本能，另一类是死亡本能或攻击本能。生的本能包括性本能与个体生存本能，其目的是保持种族的繁衍与个体的生存。Freud 认为性本能有着广义的含义，是指人们一切追求快乐的欲望。性本能冲动是人一切心理活动的内在动力，当这种能量（Freud 称之为力比多）积聚到一定程度时，就会造成机体的紧张，机体就要寻求途径释放能量。正常情况下，力比多可以在不同时期以不同的性活动方式发泄，但在失常时会通过非正常途径，附着在表面看来与性无关的其他活动上。

（四）性心理发展理论

Freud 认为，儿童从出生到成年要经历几个先后有序的发展阶段，每一个阶段都有一个特殊的区域成为力比多兴奋和满足的中心，此区域被称为性感区。据此，Freud 把性心理的发展过程划分为五个阶段。儿童在这些阶段中获得的各种经验决定了他们成年的人格特征。

1. 口欲期（0~1 岁）　　婴幼儿通过吸吮、咀嚼、咬、吞咽等口腔活动获得快感。如果这一时期婴幼儿口腔活动得不到充分满足，长大易形成口唇期人格，表现为贪吃、酗酒、吸烟、吸吮指甲及与吸吮有关的象征性行为，如讥笑、讽刺、挖苦等。

2. 肛门期（1~3 岁）　　幼儿通过排泄和控制排泄时产生的刺激获得快感。这一阶段的主要任务是通过按时大小便的训练培养幼儿的自我控制能力。此时期如训练不当，易形成肛门期固着，会使其成年后形成肛门期人格，生理上表现为便秘，行为上表现为慷慨、放纵、生活秩序混乱、不拘小节或循规蹈矩、谨小慎微、吝啬、整洁等。

3. 性器期（3~6 岁）　　性别认同的关键期。此时期可以辨别男女性别，对性器官产生好奇和兴趣，并且以父母中的异性作为自己的"性爱"对象。但这种"性爱"不同于成人，没有成人的性意识和性交愿望，也没有成人的性生理反应。这一时期男孩以自己父亲为竞争对手而依恋自己的母亲，这种现象被称为"恋母情结"（Oedipus complex）。同理，女孩以自己的母亲为竞争对手而依恋自己的父亲的现象则被称为"恋父情结"（Electra complex）。在正常发展情况下，恋母情结或恋父情结会通过对同性父母的认同，吸取他们的行为、态度和特质进而发展出相应的性别角色而消除。

4. 潜伏期（6 岁至青春期）　　这一时期，儿童的兴趣开始转向外部环境，而非自身躯体某一部位，渴求掌握适应环境所需的技能。性心理相对平静，注意力主要集中在对外界事物、同伴、朋友的认识上，自由地将能量消耗在那些为社会所接受的具体活动中去，如运动、游戏和智力活动等。

5. 生殖期（也称青春期）　　一般女孩于 11 岁、男孩于 13 岁开始，生殖系统逐渐发育成熟，两性差异开始变得显著。性的需要转向相似年龄的异性，性心理发展趋于成熟。此时期的心理能量主要投注在形成友谊、生涯准备、示爱及结婚等活动中，以完成生儿育女的终极目标，使成熟的性本能获得满足。

（五）心理防御机制理论

Freud 认为，心理防御机制是自我的一种防卫功能，用于协调超我与本我、本我与现实之间的矛盾和冲突，从而缓解或消除焦虑和痛苦。其包括压抑、否认、投射、退化、隔离、抵消、转化、合理化、补偿、升华、幽默、反向等各种形式。人类在正常和病态情况下都在自觉或不自觉地运用心理防御机制，运用得当可以减轻痛苦、焦虑，帮助自身渡过心理难关；运用过度就会产生病态心理症状和异常行为。

精神分析理论是最早的系统解释人类心理及行为的心理学理论，它既可以解释正常的心理活动，又可以解释异常的心理现象，对理解人类的心理现象及规律有重要的贡献。

考点
行为主义的主要理论

二、行为主义理论

行为主义理论又称"刺激-反应"理论，是 20 世纪 20 年代由美国心理学家约翰·华生（John Watson）在俄国生理学家伊凡·巴甫洛夫（Ivan Pavlov）经典条件反射理论的基础上创立的。美国心理学家伯尔赫斯·斯金纳（Burrhus Skinner）和阿尔伯特·班杜拉（Albert Bandura）等进一步完善了行为主义理论。行为主义理论认为，人的正常行为和病态行为包括外显行为及其伴随的心身反应形式，这些都可以通过学习过程形成。通过对行为学习各环节的干预，可以矫正问题行为，进而治疗和预防疾病。

行为主义理论的主要内容：经典条件反射理论、操作条件反射理论、社会学习理论、内脏操作条件反射。

（一）经典条件反射理论

20世纪初，俄国著名的生理学家Pavlov在研究消化的生理过程中通过实验发现条件反射现象，创立了经典条件反射理论。

1. 经典条件反射实验 Pavlov用食物刺激犬的口腔产生唾液分泌反射。食物作为非条件刺激（unconditioned Stimulus，US）所引起唾液分泌的反射过程称为非条件反射（unconditioned reflex，UR）。当非条件刺激（食物）与唾液分泌无关的中性刺激（铃声）总是同时出现时，经过一定时间结合以后，铃声便成为食物的信号，转化为条件刺激（conditioned stimulus，CS）。此时，铃声引起唾液分泌的反射过程称为条件反射（conditioned reflex，CR）。

经典条件反射就是指某一中性环境刺激（铃声、气味、语言等）通过反复与无条件刺激相结合的强化过程，最终成为条件刺激，从而引起原本只有非条件刺激才能引起的行为反应。

条件反射是在非条件反射的基础上经过学习而获得的习得性行为，是大脑皮质建立的暂时神经联系。这种条件反射过程不受个体随意操作和控制，属于反应性行为。

2. 经典条件反射的重要现象

（1）强化：是指中性刺激与非条件刺激反复结合的过程。两者结合的次数越多，条件反射的形成就越巩固。一切来自体内外的有效中性刺激都可以成为条件刺激，形成条件反射。

（2）泛化：是反复强化的结果，指不仅条件刺激本身能够引起条件反射，而且某些与之相似的刺激也可以引起条件反射的效果，其主要机制是大脑皮质内兴奋过程的扩散。

（二）操作条件反射理论

操作条件反射理论是由Skinner（图1-3）和桑代克（Thorndike）等行为心理学家通过实验建立起来的。

1. 操作条件反射实验 Skinner用自制的"Skinner箱"解释操作条件反射的建立过程（图1-4）。在实验箱内装一个特殊装置，按压一次杠杆就会出现一些食物，然后在箱内放一只饥饿的老鼠，老鼠在箱内乱窜时，偶尔按压杠杆获得了食物。经过强化，老鼠按压杠杆的次数逐步增加，逐渐"学会"了通过按压杠杆来获取食物，即形成操作条件反射。按压杠杆是老鼠偶然的自发行为，行为后得到食物，食物又作为奖赏该行为的"强化物"强化了这一行为，Skinner称之为强化训练。

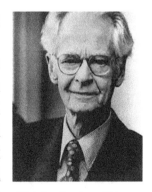

图1-3 Burrhus Skinner
（1904—1990）

2. 操作条件反射的类型 根据操作条件反射中个体行为之后的刺激性质及行为变化规律的不同，将操作条件反射分为以下几种情况。

（1）正强化：指个体行为的结果导致了积极刺激的增加，从而使该行为增强。例如，食物奖励促使老鼠按压杠杆的行为增加。

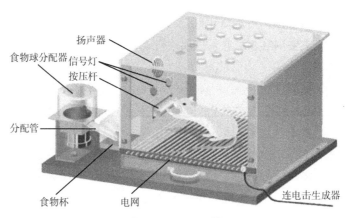

图 1-4　Skinner 箱

（2）负强化：指个体行为的结果导致了消极刺激减少，从而使该行为增强。例如，老鼠只要按压杠杆就可以避免被电击。

操作条件反射重视行为反应结果对行为反应本身的影响，它告诉我们，任何与个人的需要相联系的环境刺激，只要反复出现在某一行为后，都可能对某种行为产生影响；相反，人类许多正常或异常的行为反应包括各种习惯或症状，也可以由操作条件反射机制而形成或改变。例如，运用系统脱敏疗法克服焦虑或恐惧、戒除毒瘾、纠正不良行为习惯等。

（三）社会学习理论

社会学习理论由美国心理学家 Bandura 创立。Bandura 把人类的学习分为两种：一种是依靠直接经验的学习，即传统的学习；另一种是依靠间接经验的学习，即观察学习。Bandura 认为，观察学习是一种最主要的社会学习形式。人类的大量行为都是通过观察他人的所作所为以后进行模仿学习而获得的。通过对示范或榜样行为活动的观察和模仿，可以使人学会一种新的行为类型。

Bandura 的社会学习理论揭示了观察学习的基本规律，强调了社会因素对个体行为形成的重要作用，重视认知因素在观察学习中的中介作用。

链 接　Bandura 的观察学习实验

在早期的一项研究中，Bandura 以学龄前儿童为对象进行了一个实验。研究者首先让儿童观看成人榜样对一个充气娃娃拳打脚踢，然后把儿童带到一个放有充气娃娃的实验室，让他们自由活动。结果发现，儿童也学着成人榜样的动作对充气娃娃拳打脚踢。这说明成人榜样对儿童行为有明显的影响，儿童可以通过观察成人榜样的行为而习得新行为。

在稍后的另一项实验中，研究者对上述研究做了进一步的延伸。他们把儿童分为三组，甲组观看的录像片是一个大孩子在打玩具娃娃，一个成人给他一些糖果作为奖励；乙组观看的录像片是一个大孩子打了玩具娃娃后，成人过来打了他一顿，以示惩罚；第三组儿童看到录像片上大孩子的攻击性行为，既不受奖也不受罚。后来，这些儿童一一被领进游戏室，里面有大孩子攻击过的玩具娃娃。结果发现：榜样受奖组儿童的攻击性行为最多，榜样受罚组儿童的攻击性行为最少，控制组居中。这说明，榜样攻击性行为所导致的后果是儿童是否自发模仿这些行为的决定因素。

（四）内脏操作条件反射

1967 年尼尔·米勒（Neal Miller）进行了内脏学习实验，证实了内脏反应也可以通过操作性学习加以改变，他的实验被称为内脏操作条件反射。根据这一理论，人类的各种内脏活动可以通过内脏学习过程获得有意识的控制，生物反馈治疗原理就是以此为基础的。而某些心身疾病的产生，也可能与个体的意识性操作条件反射有关，如原发性高血压等。虽然 Miller 的内脏学习实验还有待深入研究，但内脏操作条件反射理论对临床护理工作仍然有一定的指导意义。我们可以根据内脏操作条件反射理论对患者进行针对性的健康教育和心理护理。

三、人本主义理论

人本主义心理学在 20 世纪五六十年代兴起于美国，是美国当代心理学主要流派之一。该学派的主要代表人物是亚伯拉罕·马斯洛（Abraham Harold Maslow）（图 1-5）和卡尔·罗杰斯（Carl Ransom Rogers）（图 1-6）。人本主义理论反对将人的心理低俗化、动物化的倾向，重视人的需要和自我实现，把人的本性的自我实现归结为潜能的发挥；强调人性本善，认为人的本质是向上的；强调研究正常人的心理。故被称为心理学中的第三思潮。

考点
人本主义的主要理论

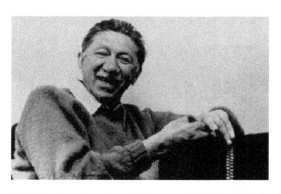
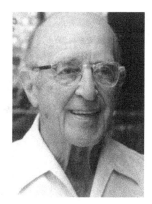

图 1-5 Abraham Harold Maslow（1908—1970） 图 1-6 Carl Ransom Rogers（1902—1987）

（一）Maslow 的需要层次论

Maslow 认为，人的需要是分层次的，由低到高依次是生理需要、安全需要、爱与归属需要、尊重需要和自我实现需要。需要能够影响行为，但只有未满足的需要能够影响行为，满足了的需要不能成为激励工具。当低一级的需要获得最低限度的满足后，才会追求高一级需要的满足，如此逐级上升，成为推动继续努力的内在动力。

（二）Rogers 的自我理论

Rogers 的人本主义心理学理论大多是在他的心理咨询实践中发展起来的。

"自我概念"和"经验"是 Rogers 人格理论中的两个重要概念。他认为自我是个体对自己的一种知觉，是关于自己的认知、态度和情感，由个体的自我经验转化而来。人格由"经验"和"自我概念"构成，当自我概念与知觉的、内藏的经验呈现协调一致的状态时，便是整合的、真实而适应的人，反之就会经历或体验到人格的不协调状态。自我概念有两种：一种是真实的自我，是较符合现实的自我形象；另一种是理想的自我，是一个人期望实现的自我形象。这两种自我是否和谐与趋近，直接影响心理健康的质量。

Rogers 创立了以来访者为中心的治疗体系，目的是重塑人格、重塑自我。这种治疗体系强调为来访者创设真诚、无条件积极关注、共情等氛围，让个体尊重和正视自己，消除个体自我中那些价值条件，使自我结构与其经验协调起来，并且不断变化以追求达到一个理想状态。这种自我结构不断变化的过程就是自我实现的过程。这种治疗方法的基本做法是鼓励来访者自己叙述问题，自己解决问题。

人本主义心理疗法强调咨询关系的建立和重要性；相信人有充分的潜力且能自我实现；发展了鼓励和引导来访者叙述的技巧；用来访者代替患者，增强了对来访者的尊重。

四、认知理论

考点
认知学派
的主要理
论

认知理论是 20 世纪 50 年代兴起于美国的一种心理理论，是在信息论、控制论、系统论及计算机科学发展的基础上，由多位心理学家共同努力发展起来的。代表人物是美国临床心理学家阿尔伯特·埃利斯（Albert Ellis）（图 1-7）和美国精神病学家亚伦·贝克（Aaron T. Beck）（图 1-8）。认知理论把人看成是信息加工者，人对外界的认知实际就是一种信息的接收、编码、操作、提取和使用的过程。认知理论的出发点在于认为思想和信念是情绪状态和行为表现的原因，并把纠正和改变不良认知作为理论研究和实践工作的重点。

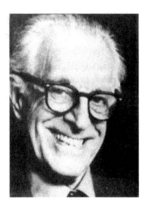   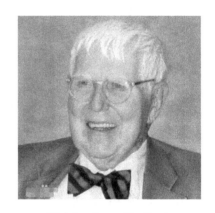

图 1-7   Albert Ellis（1913—2007）   图 1-8   Aaron T. Beck

1. Ellis 的 ABC 理论   Ellis 认为，在环境刺激或诱发刺激 A 和情绪后果 C 之间有信念系统 B。A 代表与情感有关的诱发事件；B 代表当事人对此产生的信念，包括理性或非理性的信念；C 代表个人对诱发事件所产生的情绪与行为的反应。Ellis 的理论基础是 ABC 模型，所以他的理论又被称为 ABC 理论。Ellis 说："人不是为事情所困扰着，而是被对这件事的看法困扰着。"人的信念有些是合理的，也有一些是不合理的，不合理的信念就会导致不合理的情绪和行为。如果诱发事件 A 是愉悦的，则结果 C 一般是无害的；如果诱发事件 A 是不愉快的，不合理的信念系统 B 就会出现，它往往引起情绪困扰和不良行为后果 C。

Ellis 认为，只有改变不合理的信念，才能解决因此而带来的不良情绪和行为问题。为此，ABC 理论进一步发展，增加了 D 和 E。D 指对非理性信念的干预和抵制；E 指干预效果。以辩论为主要手段，运用 D 来影响 B，使认知偏差得到纠正，对异常行为的转归起着重要作用。Ellis 的合理情绪疗法就是基于 ABC 理论，促使患者认识自己的不合理信念及这些信念的不良情绪后果，通过修正这些潜在的非理性信念，最终做出理性的选择。

案例 1-1

　　大学生小琴，即将参加英语四级考试，在考前半个月出现紧张、焦虑、失眠等心理行为反应，认为这次考试对自己至关重要，求胜心切导致无法静心学习。咨询师应用合理情绪疗法（以情绪 ABC 理论为理论基础），根据产生焦虑的原因制订了相应的调节治疗方案，使小琴充分认识到自己对四级考试成功与否存在错误的认知，进而形成合理信念，配合适当放松、合理安排学习等。通过 3 次咨询，小琴考试焦虑得到缓解，不过分注重考试结果，咨询效果较好。

问题： 1. 小琴对于英语四级考试存在怎样的不合理信念？

　　　　2. 如果你是心理咨询师，如何使小琴认识到自己存在的不合理信念？

2. Beck 的情绪障碍认知理论　　Beck 认为，生活事件导致情绪和行为反应时需经过个体的认知中介。个体的情绪和行为反应并非由生活事件直接引起，而是经过认知评价后才产生的。正常的认知产生正常的情绪反应，异常的认知产生异常的情绪反应，认知歪曲则会导致情绪障碍。Beck 总结了常见的五种认知歪曲形式，即任意推断、选择性概括、过度引申、夸大或缩小和"全或无"思维。Beck 提出了情绪障碍的认知模型，并在此基础上发展出一套认知治疗技术。

第 3 节　学习护理心理学的意义和方法

一、学习护理心理学的意义

（一）护理心理学正在推动着护理制度的改革

　　随着医学的发展，医学模式经历了以疾病为中心、以患者为中心和以人的整体健康为中心三个阶段的转变，临床护理模式也相应由功能制护理转变为责任制护理。责任制护理要求护士把患者视作心身统一的整体，对其实施生理、心理与社会等方面的整体护理。在责任制护理程序中提出了如下三项护理内容：一是要以患者为中心，与患者建立相互信任的关系；二是对患者的态度要和蔼可亲，对患者提出的任何问题都能耐心地解释；三是要善于做好患者的思想工作。由此可以看出，上述三项护理内容与护理心理学的指导思想是完全一致的。

（二）护理心理学正在推动着护理学的发展

　　随着护理学科的发展，现代护理模式虽然已经转变为以人的健康为中心的整体护理，但临床护理实践中大多没有摆脱单纯生物医学模式的影响，强调的仍然是生理护理的技术操作。这样的护理学显然落后于当代医学的发展。要想使我国的护理学尽快发展成为一门推动医学发展的崭新科学，不仅要善于综合运用基础医学、临床医学和

考点

学习护理
心理学的
意义

预防医学的有关理论知识和技术，还必须大力吸收社会医学和护理心理学的有关内容。护理心理学的发展，必将逐步使生理护理和心理护理融为一体，使护理学成为一门崭新的科学。

（三）护理心理学有助于提高护理质量

我国护理界迫切需要护理心理学。只有护理心理学发展起来，普及开来，临床护理工作者才能懂得患者的心理活动规律，才能采取相应技术进行心理护理。只有全面地认识患者和疾病，并以此为依据进行全面恰当的护理，才能使患者感到生理上舒适、心理上舒畅，从而大大提高护理质量。

二、学习护理心理学的方法

护理心理学是一门理论和实践结合紧密的学科。针对这一特点，以下方法可帮助护生更好地学习护理心理学。

1. **留出足够的时间来阅读教材和复习课堂笔记**　本教材包含许多心理学信息、原理及需要记忆的心理学术语。要想很好地学习这门课程，需要留出足够的时间来阅读教材和复习课堂笔记。

2. **成为心理学的爱好者和参与者**　兴趣是最好的老师，带着浓厚的兴趣和疑问投入学习，才能获得最佳的学习效果。这就要求我们仔细阅读、认真听讲，把学到的知识重新组织和整理，并将有价值的内容、自己思考的结果和经验总结及时记录下来。在课本的空白处写上自己的注释，既有助于保持注意力，也有助于以后的记忆和复习。

3. **讲究学习方法和记忆策略**　心理学的研究告诉我们，人的记忆在刚开始时遗忘最快，随着时间的推移而逐渐放慢速度，所以，在学习新知识时，要及时复习，并且要有间隔地进行复习，这种经常性的学习要比考前突击更有效。在记忆时，要先理解再记忆，因为意义识记的效果远远好于机械识记。

4. **以学习为中心，创造良好的学习氛围**　在宿舍、班级内找一些喜欢学习的同学，并与他们交流学习的内容与方法，这样在不知不觉中就会发现，自己知识的深度和广度都有了很大提高。

5. **注重理论与实践相结合**　在生活、阅读或实习过程中，遇到问题要善于运用学过的知识进行分析，并提出可行的解决方案，在实践中检验和巩固所学的知识。我们逐渐会发现，理论在不用的时候是灰暗、死板的，而一旦运用到实践中，就会散发出鲜活的气息和无穷的活力。

自测题

一、A₁/A₂型题

1. 关于护理心理学表述不正确的是（　　）
   A. 交叉学科　　　　B. 应用学科
   C. 思想教育学科　　D. 心理学的重要分支
   E. 护理学的重要分支

2. Watson 创立的学派主要研究人的（　　）
   A. 行为　　　B. 本性　　　C. 欲望
   D. 冲突　　　E. 意识

3. 不是护理心理学的研究方法的是（　　）
   A. 观察法　　B. 访谈法　　C. 测验法
   D. 行为疗法　E. 实验法

4. Freud 的理论中，遵循至善原则的人格部分是

（ ）
A. 超我 B. 自我 C. 他我
D. 本我 E. 以上都不是

5. 1879 年，在德国莱比锡大学建立第一所心理学实验室的是（ ）
A. 铁钦纳 B. 冯特 C. Watson
D. Freud E. 阿德勒

6. Freud 的精神分析理论不包括（ ）
A. 潜意识理论 B. 人格结构理论
C. 本能论 D. 性心理发展理论
E. 集体潜意识论

二、A₃/A₄型题

（7、8 题共用题干）

人格的形成都有一个有序的发展过程，每个阶段都与儿童期某些躯体上产生快感部位的满足程度有关。每个人在儿童期获得的经验都会影响到成年后的人格特征。

7. 这个观点是哪种心理学的理论观点（ ）
A. 精神分析理论 B. 行为主义理论
C. 人本主义理论 D. 认知理论观点

E. 埃利斯的理论观点

8. 这个观点的创始人是（ ）
A. 埃利斯 B. Freud C. 马斯洛
D. Watson E. 冯特

（9、10 题共用题干）

有一种治疗体系强调为来访者创设真诚、无条件积极关注、共情等氛围，让个体尊重和正视自己，消除个体自我中那些价值条件，使自我结构与其经验协调起来，并且不断变化以追求达到一个理想状态。

9. 这种心理治疗方法称为（ ）
A. 理性情绪疗法 B. 精神分析疗法
C. 患者中心疗法 D. 系统脱敏法
E. 行为矫治法

10. 在此理论中，以下哪项因素是改变和成长最重要的治疗因素（ ）
A. 患者的求知欲望
B. 患者的表达能力
C. 医患关系
D. 患者自己的评价标准
E. 以上都不是

（李秀丽）

第 2 章

心理学基础

　　护理心理学是心理学的一门应用学科，它将心理学的理论、技术、方法应用于护理临床，是心理学与护理相结合的一门交叉学科。无论怎样理解护理心理学的学科性质，护理心理学都需要运用普通心理学的基本知识。普通心理学的研究对象是正常成年人的心理现象，心理现象是心理活动在人脑中发生、发展和完成的过程。

第 1 节　心理现象及实质

一、心理现象

　　心理现象（mental phenomenon）是心理活动的表现形式，如同人有很多生理活动，如呼吸、新陈代谢一样，处于清醒状态的个体也会时刻产生各种各样的心理活动和心理现象。心理现象主要包括心理过程和人格，这是既有区别又有联系的两个方面。人的个性通过心理过程逐步形成和发展起来，人的个性也只有通过心理活动过程才能表现出来，使得每一个人在认知、情感、意志等方面表现出明显的个性差异。

（一）心理过程

　　心理过程（mental process）是指人的心理活动的动态过程，即人脑对客观现实的反映过程。它包括认知过程、情绪情感过程和意志过程。认知过程是人最基本的心理活动，人具有自觉地、能动地认识世界的能力，能够认识客观事物的本质和规律。认知过程是人脑对客观事物的属性及其规律的反映。感觉是人最简单、最低级的心理活动，通过人的视觉、听觉、嗅觉、味觉、触觉及内脏感觉反映客观事物的个别属性。比如，听到树叶的沙沙声，看到光亮、颜色，尝到滋味，闻到气味，摸到物体知道软硬、冷热，能够感受到炎症时的红、肿、热、痛等都是客观事物的不同个别属性，而人脑通过感觉器官对这些个别属性的反映就是感觉。感觉是认识过程的开始，人们通过多种感觉器官的相互作用和经验的作用，经过大脑的整合，将事物的多种属性联合起来，形成对事物综合的、整体的认识，这就是知觉，如能辨认出这是香蕉，那是花朵、果实等。人们对感知过的事物能够在大脑中留下痕迹，当事物再次出现时能够认识它，在必要时也能回忆起它的形象、特征及名称等，这就是记忆。记忆是过去经验在人头脑中的反映，如学习过的标本、细胞，在考试时能够把它分辨出来，人们能够回忆起生活中的往事及经历，学习过的理论知识在考试时也能回答出来，这些都是记忆。人的大脑对曾经感知过的客观事物的形象可以留下印象，即表象，还可对表象进行加工改造形成新形象，这种心理现象是想象，如产品设计人员在设计产品过程中、艺术家进行创作过程中都要运用想象。人不仅能够感受客观事物的表面特征和外部联系，还能够凭借人特有的语言，通过分析综合判断事物的本质属性及其内部规律，这是思维活动。感觉、知觉、记忆、想象、思维都属于对客观事物的认识活动，都是为了弄清客观事物的性质和规律而产生的心理活动，这种心理活动在心理学上统称为认识过程。

人在认识客观事物时还反映主体与客体之间的关系，即客观事物能否满足个体的需要，从而形成满意和不满意、愉快或不愉快等态度体验，这在心理学上称作情绪或情感过程。例如，人在日常生活中体验到的喜怒哀乐情绪变化及科学探索过程中的好奇惊讶感、亲情等都属于人的情绪和情感活动。

人不仅能认识事物，反映人与客观事物之间的关系，形成各种各样的态度体验，而且还能够根据对客观事物及其规律的认识自觉地改造世界，能够根据自己的认识确定行动目的，拟订计划和步骤，克服各种困难，最后把计划付诸行动，这种自觉地确定目标并力求加以实现的心理过程，被称作意志过程。

认识、情感、意志过程是人的完整心理过程不可分割的三个方面，统称为心理过程。认识、情感、意志这三个心理过程是相互联系、相互制约的。在统一的心理活动中，认识是基础，情绪情感和意志是动力系统。

（二）人格

人的心理现象除心理过程之外，还包括人格，即个性。现实生活中每个人都有自己独特的心理面貌，即心理现象中的人格，只是某人的个性和其他人比较起来更为独特。由于个体的先天素质不同，生活环境、接受的文化和教育不同，所从事的实践活动不同，这些心理过程在每个人身上产生时都有其个体特征，这样就形成了各人不同的人格。

人格包括人格倾向和人格特征两部分。人格倾向是决定个人对事物态度和行为的内部动力系统，包括兴趣、需要、动机、理想、信念和世界观。在个体成长的不同年龄阶段，支配人去行动的主要人格倾向是不同的，如在儿童时期支配行动的主要人格倾向是兴趣，而到了青年及成年时期则转化为需要和动机。

人格特征（personality characteristic）是个体身上经常表现出来的本质的、稳定的心理特征。它包括能力、气质和性格。其中性格是人格特征的核心。这些特征影响着个人的言行举止，反映个人的基本精神面貌和意识倾向，集中体现了个人心理活动的独特性。比如，有人善于观察事物的细节，有人却易忽略细节；有人思考问题细致，有人却粗心大意，这是能力在认识上的差异体现。此外，每个人都能产生情绪活动，但情绪产生的速度和强度却因人而异，有人脾气暴躁，一触即发；有人却是慢性子，不易发脾气，这是气质上的不同所致。再者，不同的人在活动中做什么、怎么做也表现出各不相同的心理特性，有人好公忘私、助人为乐；有人损公肥私，以个人利益为重；有人勤劳、勇敢，有人懒惰、怯懦，这是性格上的差异。人格特征作为个性结构中比较稳定的成分，反映着个人展开的心理活动和行为。但是，它并非孤立存在，它和个性的其他组成部分相互联系，受其他方面的制约，特别是受动机、理想、信念、世界观等个性倾向的制约。人格特征是在心理过程中形成的，又反过来影响心理过程的进行。

心理现象的各个方面并不是孤立的，而是相互联系、相互依存和相互统一的。认识过程、情绪情感过程和意志过程之间彼此联系协调一致，心理过程和人格之间也是密切联系的。总之，心理学是研究心理过程发生发展的规律性、人格形成和发展的过程，以及心理过程和人格相互关系的规律性的科学。

二、心理的实质

心理的实质主要涉及产生心理现象的器官是什么，心理活动的内容来源。科学的心理学观点认为人的心理是客观现实在人脑中的主观反映。归纳起来，可以从两个方面理解，一方面产生心理活动的器官是脑，心理是人脑的功能；另一方面心理活动内容来源于客观现实，心理是客观现实的反映。

（一）脑是心理的器官，心理是脑的功能

人的心理是如何产生的？是由什么器官产生的？在不同的历史发展时期，自然科学及医学发展水平不同，人们对这一问题的认识也经历了由错误模糊到清晰科学的探索阶段。在古代，人们把心脏作为思维活动的器官，我国古代哲学家孟子曾说过："心之官则思，思则得之，不思则不得也。"古希腊哲学家亚里士多德也把心脏看成是感觉和思考的器官。直到 18 世纪前后，由于自然科学的发展及对大脑的研究，人们逐步认识到"脑是心理的器官"。

1. 发现脑与心理活动存在密切关系　当人的大脑某一部位受到损伤时，其相应支配的心理活动和行为也会发生改变，如出现记忆障碍、人格改变等。而当人处于睡眠、醉酒状态时，人的心理活动也不能正常进行。

2. 医学及心理学实验证明　采取切除法、微电刺激等方法，在探讨脑的功能方面也取得了可观的效果。心理学研究表明，通过切除鸽子大脑半球后的行为观察，发现动物复杂性行为与大脑有关。人的心理和行为都与整个大脑的协同活动及其各个部分的功能有直接关系。

3. 个体心理的发展以脑的发展为物质基础　发育正常的成人大脑重量平均为 1400g，刚出生的婴儿大脑重量平均为 390g。相应的，刚出生的婴儿心理活动水平较低，只有感觉，而随着个体的发育，大脑重量也在逐渐增加，其心理活动的水平也在不断提高。例如，出生 9 个月的婴儿平均脑重达 660g，此时婴儿与抚养者之间开始建立起言语、情绪、行为等较为复杂的联系；3 岁幼儿大脑重量达 900～1000g，此时心理活动发展迅速，已开始形成基本的情感体验；7 岁儿童大脑重量达 1280g，此时心理发育趋于成熟，自我意识得到发展，形象思维开始向逻辑思维发展，想象力丰富，情绪体验深刻；12 岁儿童大脑重量已达到成年人水平，为 1400g，此时心理发展已经成熟，逻辑思维占主导地位。从人的大脑皮质细胞的功能成熟情况来看，有两个显著的变化时期，第一个显著变化时期在 6 岁左右，这时全部脑皮质神经纤维的髓鞘化已基本完成；第二个显著变化时期在 13 岁左右，这时脑电波的波形及频率开始与成年人相同，大脑皮质细胞的功能已发展到相当的水平，与此相适应，儿童心理活动的发展也出现了两个飞跃，即从感觉阶段发展到表象阶段，从形象思维阶段发展到抽象思维阶段。

（二）心理活动是对客观现实的反映

心理是脑的功能，但大脑本身并不能自然产生心理活动，没有客观现实，心理活动也不会凭空产生，人的心理是在社会实践活动中产生的，是人脑对客观现实的主观能动的反映。

1. 客观现实是心理活动产生和发展的源泉　人的感觉和知觉是客观事物直接作用

于人的感觉器官而产生的反映，感知觉的形成不能离开客观事物，相对感知觉较为复杂的记忆、思维、情绪和情感等心理活动也是在感知觉的基础上形成和发展起来的。记忆是对过去经历过的客观事物的反映，思维反映的是客观事物的本质属性和内部规律，情感是对客观事物是否符合主观需要而产生的态度体验，因此如果没有客观事物作为心理活动产生和发展的源泉，人的心理活动就不会发生和发展，人的心理活动的内容来源于客观现实。

2. 人的心理是对客观现实主观的、能动的反映 尽管人的心理活动的内容来源于客观现实，但人并不是消极、被动地反映所接触到的客观现实，而是在实践中积极能动地反映客观现实。人在反映客观事物的过程中，心理活动会因个人兴趣、需要、情感的不同对现实的反映不同，形成的心理活动也不相同。人在反映客观事物过程中，逐渐形成了不同的心理水平、心理状态和个性特征，而这些内容反过来又影响和调节个体对客观现实的反映，从而表现出人的心理的主观特点。人的心理活动对自己的行为、对实践活动具有指导和调节作用，人不像动物那样被动地去适应环境，而是能够积极主动地改造现实。人的心理的能动性还表现在人的心理活动不是静止不变的，而是在实践活动中发展和变化的。由于个体所处的环境不同，从事的实践活动不同，形成的心理活动也有个体差异，如画家对颜色细微的分辨能力、音乐家的音乐节奏感是一般人无法相比的。

3. 社会实践是心理活动产生的基础 人不仅生活在自然环境中，更重要的是生活在一定的社会环境和社会关系中。个体心理活动的形成和发展与其所在的社会环境有密切的关系。人的自我意识是社会性特点的具体表现，说明人不仅是客体，也是认识的主体，人既能认识客观世界，也能认识主体本身。社会实践对人的心理发展起着极为重要的作用，这种作用在人生的早期更为突出，可以说人的社会生活实践是心理活动产生的基础，没有社会实践就没有人的心理活动。

链 接   印度狼孩卡玛拉和阿玛拉

1920 年 10 月，一位印度传教士辛格（J. A. L. Singh）在印度加尔各答的丛林中发现两个狼哺育的女孩。大的女孩约 8 岁，小的女孩 1 岁半左右。据推测，她们是在半岁左右时被母狼带到洞里去的。

辛格给她们起了名字，大的叫卡玛拉，小的叫阿玛拉。当她们被领进孤儿院时，一切生活习惯都同野兽一样，不会用双脚站立，只能用四肢走路。她们害怕日光，在太阳下，眼睛只睁开一条窄缝，而且不断地眨眼。她们习惯在黑夜里看东西，经常白天睡觉，一到晚上则活泼起来。每夜 10 点、1 点和 3 点循例发出非人非兽的尖锐的怪声。她们完全不懂语言，也发不出人类的音节。她们两人经常像动物似地蜷伏在一起，不愿与他人接近；不会用手拿东西，吃起东西来狼吞虎咽，喝水也和狼一样用舌舔。吃东西时，如果有人或有动物走近，便呜呜作声。在太阳下晒得热时，即张着嘴、伸出舌，和犬一样喘气。她们不肯洗澡，也不肯穿衣服，并随地便溺。

她们被领进孤儿院后，辛格夫妇异常爱护她们，耐心抚养和教育她们。总体来说，阿玛拉比卡玛拉的进步更快一些。进了孤儿院两个月后，当她口渴时，她开始会说水这个词，并且较早对其他孩子的活动表现出兴趣。遗憾的是，阿玛拉进院不到 1 年便死了。

卡玛拉用了 25 个月才开始说第一个词 "ma", 4 年后一共只学会了 6 个词, 7 年后增加到 45 个, 并曾说出用 3 个词组成的句子。进院后 16 个多月卡玛拉才会用膝盖走路, 2 年 8 个月才会用双脚站起来, 5 年多才会用双脚走路, 但快跑时又会用四肢爬行。卡玛拉一直活到 17 岁。但她直到死还没真正学会说话, 智力只相当于三四岁的孩子。

第 2 节 心 理 过 程

一、认知过程

认识过程 (cognitive process) 是人接收、储存、加工和理解各种信息的过程, 即人脑对客观事物的现象和本质的反映过程。它包括感觉、知觉、记忆、想象、思维和注意。其中思维是认识过程的核心。

考点
感觉的概念、分类

(一) 感觉

1. 感觉的概念 感觉 (sensation) 是人脑对直接作用于感觉器官的客观事物的个别属性的反映。例如, 眼能看到形状、颜色, 耳能听到声音, 鼻能闻到气味, 舌可以尝出酸、甜、苦、辣, 皮肤可以感受软、硬、凉、热、疼痛, 内脏器官可以感受疼痛、饥渴、饱胀等。客观事物的个别属性包括物理属性、化学属性及有机体简单的生理变化, 任何一种感觉都是对该事物个别属性的反映, 感觉的形成必须是有客观事物直接作用于人的感觉器官, 如果没有客观刺激作为直接原因, 就不能产生感觉。

2. 感觉的分类 根据产生感觉的刺激物的来源, 将感觉分为外部感觉和内部感觉两大类。

(1) 外部感觉: 是外部感受器接受外部世界刺激而产生的感觉, 包括视觉、听觉、嗅觉、味觉和皮肤感觉 (包括痛觉、温度感觉和触压觉)。

(2) 内部感觉: 是机体内部感受器接受有机体内部的各种刺激而产生的感觉, 包括运动觉、平衡觉和机体觉。运动觉是反映身体各部分的运动和位置状态的感觉。平衡觉是由于人体位置在重力方向发生的变化刺激前庭感受器而产生的感觉。机体觉是指机体内部器官受到刺激而产生的感觉。

3. 感受性及其变化的一般规律

(1) 感受性与感觉阈限: 感受性是感觉器官对适宜刺激的感觉能力。心理学用感觉阈限来度量感觉能力, 感觉阈限是指能够引起感觉的刺激量。感受性有绝对感受性和差别感受性之分, 感觉阈限分为绝对感觉阈限和差别感觉阈限。刚刚能引起某种感觉的最小刺激量称为绝对感觉阈限, 觉察出最小刺激量的能力称为绝对感受性; 刚刚能引起差别感觉的刺激的最小变化量是差别感觉阈限, 觉察出同类刺激物之间最小差别量的能力是差别感受性。

感受性与感觉阈限成反比关系, 阈限低, 感受性高, 感觉敏锐; 反之, 阈限高, 感受性低, 则感觉迟钝。有的人视觉的绝对感受性可达到相当高的程度, 在空气完全透明的夜间, 能看到 1km 远的地方千分之一烛光的光源。不同人的听觉感受性差别很大, 婴儿可听到 20 000Hz 的声音, 老年人只能听到 10 000～12 000Hz 的声音。比如, 一名老人听力不好，说明他对声波的感受性较低，想要引起他对声音的感觉，就要提高音量才能让他听到，这就说明他的感觉阈限较高。刺激量的变化（增或减）一定要达到一定的量，个体才能觉察出来。比如，原刺激量是 100g，加上 1g，个体觉察不到 100g 与 101g 之间有差别；增加到 103g 时，便觉察到 100g 与 103g 之间有差别。测视力也是一个道理，测量的是人的视觉差别阈限，视力正常者的差别阈限较低，所以可以分辨物体的细微部分，这就是视觉差别感受性较高的体现。人的各种感受性都不是一成不变的，受内外条件的影响，如适应、对比、感官之间的相互作用、生活需要和训练等都能导致相应感受性的变化。

（2）感觉的适应：是指感觉器官在刺激物的持续作用下感受性发生的变化。感觉器官在弱刺激持续作用下，感受性会增强，如暗适应现象；感觉器官在强刺激持续作用下，感受性会减弱，如"入芝兰之室，久而不闻其香""入鲍鱼之肆，久而不闻其臭"，说的就是嗅觉的适应现象。人具有很高的适应性，适应机制使人能够在变动的环境中比较容易进行精细分析，从而实现较准确的反应；但人的适应是有限度的，不断的适应和过度的适应易使人疲劳，降低感受性。

（3）感觉的对比：是指感觉器官在不同刺激物作用下感受性发生起伏波动变化的现象。感觉对比分为同时对比和继时对比两种。同时对比现象发生于几种刺激物同时作用于同一感觉器官时，如同一刺激因背景不同而产生的感觉差异，把它放在较暗的背景上看起来明亮些，放在较亮的背景上看起来暗些。继时对比发生于不同刺激物先后作用于同一感觉器官，如先吃糖再吃苹果感觉苹果酸，而先吃杨梅再吃苹果感觉苹果甜。感觉对比增强感觉间的差别，对识别物体的知觉起重要作用。

（4）感觉的相互作用：是指不同类型的感觉因相互影响而产生的感受性变化。例如，在绿光照射下，听觉感受性提高；在红光照射下，听觉感受性下降；微弱声音的听觉刺激，可以提高同时发生的视觉感受性，而强烈噪声的听觉刺激，则可降低视觉感受性。在牙科手术中，音乐和噪声的适当结合可以镇痛。

（5）感受性的补偿与发展：感受性的补偿是指当某种感受器受到损伤之后，在社会生活与实践活动的影响下，其他感受器的感受性大大提高的现象。例如，盲人的听觉和触觉、嗅觉特别灵敏，以此来补偿丧失的视觉功能，但这种补偿作用是经长期的不懈练习才获得的。感受性的发展是指人的感受性在生活和劳动实践的长期锻炼中，是可以大大提高和发展的，特别是通过事业活动和某些特殊训练，可提高到常人不可能达到的水平。例如，音乐家的听音能力、画家的色彩辨别能力及空间知觉之所以比一般人发达，正是长期实践活动的结果。

（二）知觉

1. 知觉的概念　知觉（perception）是人脑对直接作用于感觉器官的客观事物的整体反映。例如，对某一事物，我们通过视觉器官感到它具有圆圆的形状、红红的颜色；通过嗅觉器官感到它特有的芳香气味；通过手的触摸感到它硬中带软；通过口腔品尝到它的酸甜味道，于是，我们把这个事物反映成苹果。这就是知觉。

知觉和感觉一样，都是当前的客观事物直接作用于感觉器官，在头脑中形成的对客观事物的直观形象的反映。但是，知觉又和感觉不同，感觉反映的是客观事物的个别属

考点

知觉的概念、基本特性

性，而知觉反映的是客观事物的整体属性。知觉以感觉为基础，但不是感觉的简单相加，而是对大量感觉信息进行综合加工后形成的有机整体。

2. 知觉的分类　根据客观事物的特征，复杂知觉可分为空间知觉、时间知觉和运动知觉。

（1）空间知觉：是人脑对客观事物空间属性的反映。空间知觉包括形状知觉、大小知觉、深度知觉、方位知觉。

（2）时间知觉：是人对客观事物的延续性和顺序性的反映。时间知觉包括对时间的估量、对时间的分辨、对时间的确认和对时间的预测。

（3）运动知觉：是人对物体在空间位移和移动速度的知觉。运动知觉包括真动知觉、诱动知觉、似动知觉和自主运动。

3. 知觉的基本特性

（1）知觉的选择性：是指作用于人的客观事物是纷繁多样的，人不可能在瞬间全部清楚地感知到，但可以按照某种需要和目的，主动而有意地选择少数事物（或事物的某一部分）作为知觉的对象，或无意识地被某种事物所吸引，以它作为知觉对象，对它产生鲜明、清晰的知觉映象，而把周围其余的事物当成知觉的背景，只产生比较模糊的知觉映象。知觉的选择性既受知觉对象特点的影响，又受知觉者本人主观因素的影响。影响知觉选择性的客观因素有对象背景的差别、对象的活动性、刺激物的新颖性和刺激物的强度。影响知觉选择性的主观因素有兴趣、动机、爱好、情绪、知识经验、观察能力或分析能力等。知觉中对象和背景的关系并不是固定不变的，它依据一定的主客观条件经常转换（图2-1）。

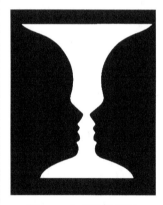

图 2-1　知觉的选择性

（2）知觉的整体性：是指当客观事物的个别属性作用于人的感觉器官时，人能够根据已有的知识经验把它知觉为一个整体的特性。刺激物的性质、特点和知觉主体的经验是影响知觉整体性的两个重要因素。一般来说，刺激物的关键部分、强的部分在知觉的整体性中起决定作用。有些物理化学强度很弱的因素，因与人的生活实践密切关系，也会成为很强的刺激成分。例如，当人嗅到某种熟悉的气味时，立刻能完整地知觉发出该气味的物体；临床医生根据患者疾病的典型特征做出完整正确的诊断都是知觉整体性的体现。

（3）知觉的理解性：是指人在感知当前的事物时，总是借助于以往的知识经验来理解它们，并用词把它们标记出来。这种特性称为知觉的理解性。知觉的理解性使人的知觉更为深刻、精确和迅速。知觉的理解性会受到情绪、意向、价值观和定式等的影响，在知觉信息不足或复杂情况下，知觉的理解性需要语言的提示和思维的帮助（图 2-2）。一块像小狗的石头，也许开始会看不出来，但如果有人提醒，就会越看越像。

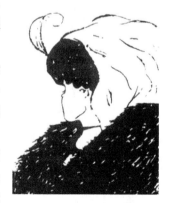

图 2-2　知觉的理解性

（4）知觉的恒常性：是指当知觉条件在一定范围内变化时，被知觉的对象的映象仍然保持相对不变的特性。例如，一个人站在离我们不同的距离上，他在我们视网膜上的空间大小是不同的，但是我们总是把他知觉为一个同样大小的人。一个圆盘，无论如何倾斜旋转（所看到的可能是椭圆甚至线段），我们总是把它知觉为圆盘。在强光下煤块反射的光量远远大于暗处粉笔所反射的光量，但这不妨碍我们知觉煤块的颜色比粉笔深。视知觉的恒常性特别明显，有大小、亮度、形状和颜色恒常。知觉的恒常性有利于人们正确地认识和精确地适应环境，因此知觉的恒常性在我们日常生活、工作和学习中有重要的意义（图 2-3）。

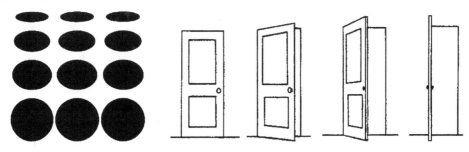

图 2-3　知觉的恒常性

4. 错觉和幻觉

（1）错觉（illusion）：是歪曲的知觉，也就是实际存在的事物被歪曲地感知为与实际事物完全不相符的事物。引起错觉的原因很多。感知条件不佳、客观刺激不清晰、视听觉功能减退、强烈情绪影响、想象、暗示及意识障碍等都能引起错觉。在病理状态下，尤其在各种不同程度的意识障碍时，常常出现错觉。例如，当感染、中毒或躯体疾病引起谵妄状态时，患者可将门上挂的衣衫视为鬼怪。在情感性精神病时也会出现错觉，如抑郁症患者常把别人的谈话听成是议论他的罪恶，甚至要如何把他处死等。有错觉存在不一定都说明有病，因为健康人也能出现错觉，只是健康人对错觉都能自行矫正罢了。错觉也是一种普遍的心理现象（图 2-4）。

考点

错觉、幻觉

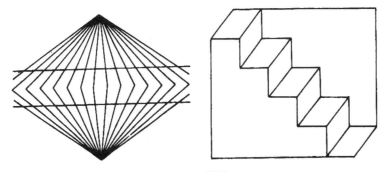

图 2-4　错觉

（2）幻觉（hallucination）：是指外界不存在某种事物而患者感知到这种事物，也就是客观环境中没有相应的现实刺激作用于感觉器官而出现的知觉体验。正常人有时可偶尔出现幻觉，如疲劳状态时、入睡前或睡醒后，但时间短暂。如反复出现或持续很久，则是病理现象。常见的幻觉有幻听、幻视、幻嗅、幻味、幻触及内感受器与本体感受器的幻觉。幻觉是一种严重的病理性感知觉，是精神病态的表现，当出现幻觉时，应及时去精神病院诊治。

（三）记忆

1. 记忆的概念　记忆（memory）是过去经历过的事物在人脑中的反映。经历的事物可以是见过的、听过的、品尝过的、触摸过的、思考过的、体验过的事物及做过的运动和操作。对过去经历过的事物的反映方式有两种，一种是当经历过的事物再次出现时能够把它正确地分辨出来；另一种是经历过的事物在大脑中重新出现的过程。一个完整的记忆包括识记、保持、再认和回忆三个过程。从信息加工的角度来看，记忆过程就是对输入信息的编码、储存和提取的过程。信息的输入编码是识记过程；信息的储存是保持过程；信息的提取是再认和回忆过程。

2. 记忆的分类

（1）根据记忆的内容不同分类

1）形象记忆：是以感知过的客观事物的形象为内容的记忆。例如，对人们生活过的地方的记忆，对解剖标本的记忆都是形象记忆。这种记忆在大脑中所保留的是事物具体、生动的形象，具有鲜明的直观特点，它以表象的形式在大脑中储存过去的经验。

2）逻辑记忆：是个体以词语所概括的事物之间的关系及事物本身的意义和性质为内容的记忆。例如，对概念、规则、定理、公式的记忆是逻辑记忆。它具有抽象性、概括性、理解性和间接性的特点。

3）情绪记忆：是以体验过的情绪和情感为内容的记忆。例如，触景生情是情绪记忆。这种体验是深刻的、自发的、情不自禁的，所以记忆的内容可以深刻牢固地保持在大脑中。有的情绪记忆带有经久不忘的特点。

4）运动记忆：是以做过的运动和操作为内容的记忆。例如，经过学习、训练、操作，在人们身上形成许多熟练的技能、技巧、行为习惯动作等，都是运动记忆，它是培养各种技能的基础。运动记忆的巩固较缓慢，一经巩固，便不容易遗忘。

（2）根据信息加工与记忆阶段分类

1）瞬时记忆：也称感觉记忆，是感觉信息的瞬间储存，储存的时间为0.25～2秒，以感觉映象的形式储存。外部刺激作用于感觉器官，产生感觉映象，刺激作用停止后，这个映象仍可保持极短的时间，这种现象被称为感觉后像，感觉后像就是一种瞬时记忆。瞬时记忆的容量要比短时记忆容量大。

2）短时记忆：瞬时记忆的信息受到主体的注意选择，就被输入到短时记忆中去，短时记忆储存时间为5～20秒，最长不超过1分钟，记忆痕迹有随时间而自动消退的特征。短时记忆的容量为（7±2）个组块。组块是一种信息的组织或再编码，是个体利用储存在长时记忆中的知识经验，对进入短时记忆的信息加以组织和编码，使之变成有利于记忆的较大单位。例如，手机号码中的开头三位130、133、135等可作为一个组块进入短时记忆。

3）长时记忆：短时记忆的信息经过复习进入长时记忆，长时记忆储存信息时间在1分钟以上，有的可储存一生。长时记忆中，信息是以意义编码形式储存的，并且容量巨大。

3. 记忆的基本过程

（1）识记

1）识记的概念：识记（memorization）是人们识别并记住客观事物，在大脑中留下痕迹，形成暂时神经联系的过程。识记是记忆的开端和基础，要想提高记忆效果，就要有良好的识记作基础。

2）识记的分类：根据有无预定目的、任务，识记分为有意识记和无意识记两种。①有意识记是指有目的、需要意志努力的识记；②无意识记是指没有目的、不需要意志努力的识记。例如，人们学习系统科学知识的识记主要运用有意识记；对设计新颖的广告留下印象，记住某些愉快或痛苦的经历是无意识记。心理学研究表明：有意识记的效果要优于无意识记。

根据对识记材料的理解程度，识记分为意义识记和机械识记两种。①意义识记是指根据事物的内部联系，反复领会理解，提示其实际意义的识记；②机械识记是指根据事物的外部联系、表面特征，采取机械重复的识记方法。例如，中学生在学习理解唐诗基础上的背诵，是意义识记；而幼儿通过反复多次阅读的死记硬背属于机械识记。日常经验和心理实验都证实，意义识记相比机械识记有很大的优越性。

（2）保持（retention）：是信息的储存，也是暂时神经联系的巩固过程。保持是记忆过程的中心环节。

（3）再认和回忆：再认（recognition）是对过去识记过的对象再次接触时有熟悉感，知道它是经历过的某个对象。再认是否准确、迅速、稳定取决于大脑中信息储存的巩固程度及新旧刺激物之间的类似程度。回忆（recall）是过去经历过的事物不在主体面前，由其他刺激作用而在大脑里重新出现的过程。再认要比回忆容易，能回忆的必能再认，反过来就不一定成立。

4. 遗忘

（1）遗忘的概念：识记过的内容在一定条件下不能恢复与提取，或者产生错误的再认与回忆，都称为遗忘（forgetting）。一般性遗忘是一种正常的心理现象。

（2）遗忘的分类：遗忘可分为暂时性遗忘和永久性遗忘两类。暂时性遗忘是指已进入长时记忆的内容暂时不能被提取，但在适宜条件下还可能恢复，这是一种与线索有关的遗忘。而永久性遗忘是指识记材料未经复习而消失，这是记忆信息的消退而引起的遗忘。

（3）遗忘的规律与特点：根据遗忘的原因及影响因素，遗忘的规律与特点如下。

1）不重要的和未经复习的内容容易遗忘。

2）遗忘的进程不均衡，有先快后慢的特点，这一规律是德国心理学家赫尔曼·艾宾豪斯（Hermann Ebbinghaus）发现的（图 2-5）。

3）抽象材料比形象材料、无意义材料比有意义材料容易遗忘。

4）前摄抑制和倒摄抑制对遗忘有重要影响：前摄抑制是指先学习材料对后学习材

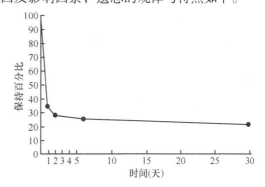

图 2-5　艾宾豪斯遗忘曲线

考点
护理人员如何运用记忆的规律来提高记忆的效果

料的影响；倒摄抑制是指后学习材料对先学习材料的影响。

5）遗忘还受兴趣、情绪和动机等心理因素的影响。

（四）想象

考点
想象的概念、分类

1. 想象的概念 想象（imagination）是对大脑中已有表象进行加工改造形成新形象的过程。而表象是指曾经感知过的事物在大脑中留下的映象。表象是想象的素材，但想象不是表象的简单再现，而是对表象进行加工改造、重新组合形成新形象的过程。想象有形象性和新颖性的特点，是一种创造性的反映客观现实的形式。想象力，属于人所特有的高级认识过程，人的想象是在广泛的感知、丰富的经验、渊博的知识的基础上产生的。作家进行人物构思、产品设计人员进行新产品的设计、科学家进行创造性活动等都要运用想象力。想象与创新相联系，有想象才能有创新，因此想象力也是个体重要的心理品质。

2. 想象的分类

（1）根据有无目的想象分为有意想象和无意想象：有一定目的、自觉进行的想象是有意想象；在刺激作用影响下，没有目的、不由自主地进行的想象是无意想象。例如，设计人员工作中运用的想象是有意想象；看到天上的云彩形状浮想联翩是无意想象，梦是无意想象的极端情况。

（2）根据想象内容的新颖程度，想象分为再造想象和创造想象：再造想象是根据已有的言语描述或图表示意进行的想象；创造想象是根据一定的目的任务，不依赖于已有的言语描述或图表示意，独立创造出新形象的过程。例如，人们读诗歌、小说，观看艺术作品时进行的想象是再造想象；而作家、艺术家在进行构思和创作过程中的想象是创造想象。

（五）思维

考点
思维的概念、分类

1. 思维的概念 思维（thinking）是人脑对客观事物的概括和间接反映，它反映的是事物的本质属性和事物的内部规律性。思维同感知觉一样是人脑对客观现实的反映。感知觉所反映的是事物的个别属性，属于感性认识；而思维所反映的是一类事物共同的、本质的属性和事物间内在的、必然的联系，属于理性认识。例如，临床医生在工作中能够感知到患者疾病的症状表现，如疼痛、呼吸困难、发热、咳嗽、关节活动功能障碍等这些疾病的表面现象，并进一步研究患者为什么会出现这些症状，病因是什么，还需要做哪些相关检查，最后综合患者症状表现及辅助检查结果给患者疾病下诊断，这个过程就是深入到疾病的本质特征及疾病导致症状的内部规律的思维活动。在认识过程中，思维实现着从现象到本质、从感性到理性的转化，使人达到对客观事物的理性认识，从而构成了人类认识的高级阶段。在日常生活中，我们每时每刻都离不开思维，我们用它学习知识、解决问题，用它探索新知、创造未来。

2. 思维的分类

（1）根据思维活动的凭借物不同分类

1）动作思维：是一种依据实际动作来解决问题的思维过程，它具有明显的外部特征，以直观的具体形式的实际动作表现出来。动作思维是通过实际操作解决具体直观问题时的思维过程，是在人们边做边想时发生的，如调试新的医疗仪器设备的各种性能，需要通过动作思维边感知边调节。在个体的心理发展过程中，3 岁以前的幼儿就可形成初级的动作思维，如用手指数数、摆积木盖房子等，他们所思考的只是当时直接感知到并正在操作的物体，如果感知和动作中断，思维也就会停止。

2）形象思维：是凭借事物的具体形象和表象的联想来进行的思维活动。表象是思维的材料，思维过程往往表现为对表象的概括和加工。形象思维具有形象性、整体性和可操作等特点。例如，建筑设计师在设计时，要通过对他大脑中各种各样的建筑物或其他事物的表象加以联系、加工和改造而完成；艺术家也要通过对各种各样人物的表象加以概括，而塑造出典型人物的艺术形象。

3）抽象思维：是以抽象概念、判断、推理的形式来反映客观事物的规律，达到对事物本质特征和内在联系的思维。抽象思维需要借助语言符号进行，具有抽象性和程序性的特点，如人们对数理化问题的解答、科研假设与实验论证、社会问题与心理问题的分析都属于抽象思维。抽象思维是人类思维的核心形态，也是人与动物思维水平的根本不同之处。

（2）根据思维活动是否遵循逻辑规律分类

1）逻辑思维（分析思维）：是指严格遵循逻辑规律，经过逐步分析推导，最后得出符合逻辑的正确答案与结论的思维过程。逻辑思维主要以概念、判断、推理的形式来反映客观事物，具有程序性的特点，如学生解数学题时，通过多步的推理和论证得出答案的过程，以及科研人员的实验分析研究过程都是逻辑思维。逻辑思维有助于我们正确认识客观事物，可以使我们通过揭露逻辑错误来发现和纠正谬误，能帮助我们更好地去学习知识、准确地表达思想。

2）非逻辑思维（直觉思维）：是一种没有完整的分析过程和逻辑程序，依靠灵感和顿悟而快速做出判断和结论的思维过程。非逻辑思维是人脑对事物整体及其本质直接领悟的思维活动，具有非程序性和非语言性的特点。例如，生物学家达尔文在进化论的研究过程中，在休息时阅读马尔萨斯人口论，受其观点的启示，把适者生存的观念引入进化论中；德国化学家凯库勒在梦中发现苯环结构的过程；物理学家阿基米德解决"王冠之谜"，都是非逻辑思维的典型例子。非逻辑思维可以创造性地发现新问题，提出新观念、新理论和新思想，绝大多数的科学发现都源于直觉思维的猜测，直觉思维提出的理论和假设需要实践及逻辑推理来验证。

（3）根据思维活动的指向性不同分类

1）求同思维（聚合思维）：是指人们解决问题时思维活动朝一个方向进行，得出唯一确定答案的思维。求同思维的过程是人们根据已知的信息，利用熟悉的规则，产生合逻辑的结论解决问题的过程，这是一种有方向、有条理、有范围的思维方式，如归纳推理就是一种求同思维。

2）求异思维（发散思维）：是指人们解决问题时思路朝多个可能的方向进行，得出多种合乎条件结论的思维。求异思维的过程是从提供的信息中产生多种信息的过程，它不拘泥于一个途径、一个方法，如演绎推理、数学题的一题多解都是求异思维。

3. 解决问题的思维过程

心理学家把解决问题的思维过程分为四个阶段，即提出问题、明确问题、提出假设、检验假设。

（1）提出问题：是解决问题的开端，善于提出问题才有可能解决问题。提出问题有赖于人的思维的积极活动，牛顿能够从平常的生活现象中发现万有引力定律、巴甫洛夫创立条件反射理论都是勤于思考的结果。提出问题也依赖于人的认真负责的态度，人的责任感和认真负责的态度有助于发现问题。

（2）明确问题：就是分析问题、抓住关键、找出问题的原因过程。明确问题的基本条件是全面系统地掌握感性材料，并在此基础上进行分析和归类，使人的思维活动有明确的方向性。只有找到问题的原因才有可能找到解决问题的方法。

（3）提出假设：就是提出解决问题的方案，解决问题的方案通常不是一下就可以确定下来的，因此需先以假设的形式出现，然后通过验证逐步得到完善。假设的提出与已有知识经验、直观的感性形象、尝试性的实际操作及创造性构想等有关。

（4）检验假设：就是通过理论和实践形式检验假设，这是解决问题的最后步骤。实践检验有两种形式，即直接检验和间接检验。直接检验就是依据实践结果直接判断某一假设真伪，如手机没有声音的多种原因中，提出"可能是信号不好"的假设，只要亲自看一下手机上信号强度的标识，便可断定该假设的真伪。间接检验是依据实验结果，间接推论假设的真伪，如思维推论，下象棋、解智力题就运用了间接假设。

4. 影响问题解决的心理因素

影响问题解决的因素有很多，既有情境因素也有个人因素，既有主观因素也有客观因素，在这些因素中影响问题解决的心理因素如下。

（1）定式：是指解决问题时心理活动的一种准备状态。人们在解决问题时都要受到定式的影响，会对问题解决情境以某种习惯方式进行反应。如当前要解决的问题可以沿用以往的问题解决方法解决时，定式可使人较轻松地提高问题解决的效率，此时定式对问题的解决起积极作用；如果当前要解决的问题无法沿用或只能低效使用过去习惯的办法解决时，定式会阻碍人用其他方法解决问题，从而对问题的解决产生消极影响。

（2）迁移：是指已经获得的知识和技能对学习新知识和技能的影响。迁移分为正迁移和负迁移两种。正迁移是指一种知识技能的掌握对另一种知识技能的掌握起促进作用，如已经学习的解剖、生理知识对学习病理学知识有帮助。负迁移是指一种知识技能的掌握对另一种知识技能的掌握起干扰作用，如已经熟练掌握了五笔打字，对学习拼音打字有一定的干扰。

（3）功能固着：是指个体看到某一物体某一惯常的功用或联系后，就很难看出它的其他新用途，初次看到的功用越重要，也就越难看出它的其他用途。

在一次课堂教学活动中，老师拿出一支蜡烛、一枚图钉、一盒火柴，要求学生利用这三个条件，把蜡烛点燃，固定在教室直立的墙壁上。全体学生思考了很久，无人想出解决这个问题的方法。这是一个趣味实验，解决这个问题的方法很简单，只需用火柴把蜡烛点燃，然后用图钉把空火柴盒固定在墙上，再用蜡油把蜡烛底部粘在火柴盒上，这个问题就轻易地解决了。大家之所以没能想出这一解决问题的方法，是因为他们在思考解决问题的过程中，只是把火柴盒看作是装火柴用的，而没想到它还可以用来固定蜡烛。"功能固着"现象使我们趋向于以习惯的方式使用物品，从而妨碍以新的方式去运用它来解决问题。

（4）动机的强度：动机是解决问题的内部动力。动机的强度水平会对问题解决产生不同的影响。一般情况下，中等强度的动机最有利于问题的解决，动机过强或过弱都会降低问题解决的效率。

（5）情绪状态：肯定积极的情绪状态如愉快、满意、喜爱等有利于问题的解决；而否定消极的情绪状态如不愉快、不满意、厌烦等不利于问题的解决。

（六）注意

考点
注意的概念、分类

1. 注意的概念　注意（attention）是日常生活中人们非常熟悉的一种心理现象，如学生上课时的"注意听讲""注意思考问题"，都是指的"注意"，但注意本身不是一种独立的心理活动，不能单独进行或完成，它是心理活动的一种属性或特性，伴随着认识过程的其他心理活动进行，如"注意听讲"是注意进行感知，"注意思考问题"是注意进行思维。总之，注意是指人的心理活动对一定对象的指向和集中。指向性和集中性是注意的两个特点。指向性是指人的心理活动不能同时朝向一切对象，而是有选择、有方向地指向特定的客体；集中性是指人的心理活动能在特定的方向上保持并深入下去。

2. 注意的分类　根据有无目的及是否需要意志努力，注意分为以下三类。

（1）无意注意：是指没有预定目的，也不需要意志努力的注意。例如，学生正在专心听课，突然有人手机铃声响起，大家都会把注意指向铃声响起的方向，这就是无意注意。无意注意是一种初级的、被动的注意形式。新异的刺激物、强度大的刺激物、刺激物与背景的差别大及刺激物的运动和变化都是引起无意注意的客观因素。此外，能满足个体需要的刺激物、个体感兴趣的刺激物、激发个体情感活动的刺激物是引起无意注意的主观因素。

（2）有意注意：是指有预定目的，需要意志努力的注意。例如，教师备课、设计人员进行产品设计、运动员参加比赛时的注意状态都是有意注意。有意注意是注意的一种高级形式，人们在劳动、工作和学习中都需要大量的有意注意才能完成任务。与引起和保持有意注意有关的因素：目的任务越明确，有意注意越持久；意志的努力程度、能够抗拒诱因干扰是保持有意注意的必要条件；社会性需要和间接兴趣也是保持有意注意的一个条件；积极主动地进行实际操作和智力活动有利于有意注意的保持和集中。

（3）有意后注意：是指有自觉目的但不需要意志努力的注意，它是在有意注意的基础上发展起来的。例如，人们在熟练地阅读、打字、开车等活动中的注意状态都是有意后注意，如果在这些活动中始终是有意注意，会造成心理高度紧张和疲倦感，因此在熟练活动中的有意后注意就显得特别重要。

3. 注意的品质　良好的注意应具有适当的范围、比较稳定、善于分配和主动转移等四个特点。

（1）注意的范围（注意的广度）：是指在单位时间内（0.1 秒）能够注意到的客体的数量。在 0.1 秒的时间内，人眼只能知觉对象一次，那么这一次知觉到的数量就是注意的范围。

在心理学实验中成人的注意范围为 4～6 个孤立的物体，而幼儿只能注意到 2～3 个。现实生活中无论是成人还是幼儿，注意范围都有明显的个体差异，其影响因素一方面与被知觉对象的特点有关，如客体的复杂程度和客体间的关系能影响到注意的范围，颜色相同、大小相同、排列规则及有联系的对象注意范围就广，客体越简单，注意范围越广。此外，注意的范围还与环境因素、个体的知识经验及情绪状态有关。

（2）注意的稳定性：是指在较长时间内，人服从某个目的把注意指向并集中在某一种活动或对象上的特性。这是注意品质在时间上的特性，如学生聚精会神地听完一节课、外科医生全神贯注地完成一例手术都体现了注意的稳定性。注意的稳定性与个体意识的积极活动状态和意志力相联系，是个体顺利完成某种活动的基本条件之一。

（3）注意的分配：是指在同一时间内人把注意同时指向两种或两种以上活动或对象中去的能力。这是注意在效率方面的特性。例如，学生上课时可以边听教师的讲解边记笔记、边看文稿边打字，司机开车时同时看路况、倒车镜、把方向、踩刹车和加油。能够进行注意分配可提高活动的效率，但它是有条件的，即同时从事的两种活动，必须有一种达到动作自动化的程度，同时从事多种活动，其中最多只能允许有一种活动不够熟练。

（4）注意的转移：是指根据新任务的要求，主动把注意从一种活动转移到另一种活动上去的特性。灵活而正确地转移，是人正常学习和工作及适应环境、完成各项任务不可缺少的品质之一。决定注意转移快慢的因素有原来从事活动注意紧张、稳定和集中的程度，新任务的意义、趣味与吸引力及个体神经系统活动的灵活程度。

二、情绪情感过程

（一）情绪情感概述

人们在认识世界的实践活动中，表现出不同的好恶态度，对这些态度的体验就是我们的情绪和情感。情绪和情感是人们生活的关键成分之一，其中情商与人们的事业能否成功息息相关。

1. 情绪与情感的概念　情绪与情感（emotion and affection）是人对客观事物是否符合主观需要而产生的态度体验。与认知过程相比，情绪与情感活动是较为复杂的心理活动。首先，情绪情感活动的产生需要有外界客观事物的变化与刺激，也就是说人不可能无缘无故地发生情绪和情感变化；其次，情绪和情感活动不是人对客观事物的直接反映，而是一种间接反映，它反映的是客观事物与主体之间的需要关系，能够满足人需要的客观事物可以引起积极的情绪情感体验，妨碍人们需要得到满足的客观事物引起消极的情绪情感体验；最后，情绪和情感活动是以一种态度体验的形式被人感受到的。

2. 情绪与情感的区别　情绪与情感在心理学中的概念是相同的，但二者之间还是有一定区别的，具体表现如下。

（1）从需要的角度来看：情绪往往与个体的生理需要是否获得满足相联系。例如，由饮食的需求而引起满意或不满意的情绪、由危险情景引起的恐惧、与搏斗相联系的愤怒等都是情绪体验。而情感大多与人的社会需要相联系，情感的性质常常与稳定的社会事件的内容密切相关，如人对交往、友谊、成功、荣誉的需要是否获得满足而产生的是情感体验。

（2）从发生的角度来看：情绪发生较早，为动物和人类所共有。但是，人的情绪在本质上与动物的情绪有所不同。即使人类最简单的情绪，在它产生和起作用的时候，都受人的社会生活方式、社会习俗和文化教养的影响和制约。由于这个原因，人在满足基本需要的活动中，那些直接或间接与人的这些需要相联系的事物，在人的反映中都带有各种各样的情绪色彩。例如，难闻的气味能引起厌恶的情绪，素雅整洁的房间使人产生恬静舒适的心情。而情感发生较晚，是人类特有的心理现象。

（3）从反映的角度来看：情绪带有情境性、不稳定性和易变性的特点，有明显的外部表现；而情感具有持久性、稳定性，并且外部表现不明显，往往蕴藏在人的内心中。

（二）情绪情感的作用

情绪情感是较为重要的心理活动，它对个体的影响和作用主要表现在以下几方面。

1. 情绪情感可以影响人的身心健康　首先，情绪情感可以影响人的身体健康，情绪的生理机制表明它可使神经系统及内分泌系统的功能发生变化，也可影响到机体的免疫系统功能，导致个体的生理变化及病理改变。现代医学心理学研究表明，积极愉快的情绪可使个体的生理活动处于积极活跃状态；积极的情绪还能使个体增强对疾病的抵抗力。而长期消极的负面情绪体验及对负面情绪的不表达可导致某些心身疾病的发生，如原发性高血压发病就与长期存在的紧张刺激有关，对负面情绪的不表达可成为癌症的易感素质。其次，情绪情感还可影响人的心理健康，如不良情绪体验是某些神经症及精神疾病的发病原因，长期情绪紧张可导致神经衰弱的发生。

2. 情绪情感可以影响人的智力活动　心理学研究表明在愉快情绪状态下个体的注意力比较专注集中，记忆准确，回忆的细节也较多，思维敏捷，反应灵活，不愉快的事情较易忘记，细节也不易被回忆，反感的事情虽然很强烈，但也不一定长时间被记住；在美感词、恶感词和中性词中间，美感词的记忆效果最好。美国学者曾分别对在有充分关心和爱的家庭环境下成长的儿童与同龄的在孤儿院寄养儿童做了智力测验的对照研究，结果表明前者智商明显高于后者，说明情绪和情感因素对智力发展也有影响。

3. 情绪情感是人的行为的动力系统之一　如果人们对所要从事的活动有喜欢热爱的情感，那么情感可成为促进个体从事该项活动的动力，情绪和情感构成一个基本的动机系统。愉快、平稳而持久的积极情绪能使人的大脑及整个神经系统处于良好的活动状态，可以驱动人从事活动，并放大和增强其作用，从而更有力地激发机体的行动，发挥潜能，提高人的活动效率。在不良的心境、强烈的激情和应激状态下，情绪也可以阻碍人的行为。

4. 情绪情感可影响人的社会交往和人际关系　情绪和情感具有传递信息、沟通思想的功能，情绪和情感的信号功能是通过表情来实现的，如微笑表示友好，点头表示同意，可以使得人际关系和睦；相反，如果皱眉、怒目，则会使人际关系变得紧张。在人际交往过程中个体会产生相应的情感体验，这种情感直接影响和反映着人与人交往关系的亲近程度。当交往需要顺利被满足时，会产生肯定性的情感体验，同时，它也会对人际关系进一步发展起促进作用。这种情感主要表现为社交中的自信感、相互信任感、相互理解感、相互忠诚感、自尊和相互尊重感等；如果交往受到挫折，便可能产生否定性的情感体验（如不信任感、自卑感甚至嫉妒感、猜疑感、报复心等），对人际交往有很大的阻碍作用。

（三）情绪情感的分类

1. 原始情绪分类　所谓原始情绪是指人和动物共有的与本能活动相联系的情绪，也称基本情绪。近代关于情绪分类的研究中，通常把快乐、愤怒、恐惧、悲哀列为四种原始情绪。

（1）快乐：是指盼望的目标达到和需要得到满足之后，继而带来的紧张性解除时的情绪体验。快乐的程度取决于愿望满足程度、目的愿望突然达到的程度和意外程度。快乐按其程度不同可分为满意、愉快、欢乐和狂喜。

（2）愤怒：是由于外界干扰使愿望实现受到压抑、目的受到阻碍，从而逐渐积累紧张性而产生的情绪体验。愤怒的程度取决于干扰的程度、次数及挫折的大小。愤怒按其程度不同可分为不满意、生气、愠、怒、忿、激愤、狂怒等。

（3）恐惧：是指个体在面临并企图摆脱某种危险情境而又无能为力时产生的情绪体验。引起恐惧的因素是多方面的，如人们熟悉的环境发生了意想不到的变化，奇怪、陌生、可怕的事物突然出现，黑暗、巨响、凶猛动物、歹徒及他人恐惧情感等，但最关键的因素是个体缺乏摆脱危险情境的能力。恐惧按其程度不同可分为担心、害怕、惧怕、恐惧、恐怖等。

（4）悲哀：是指喜欢、热爱对象的丧失、破裂或所盼望的目标幻灭而带来的情绪体验。悲哀的程度取决于所失去东西的价值，另外个体的意识倾向和个性特征对个体的悲哀程度也有重要影响。悲哀按其程度不同可分为遗憾、失望、难过、悲伤、极度哀伤。

考点
情绪的三种状态

2. 情绪状态分类　根据情绪发生时的强度、速度及持续时间不同将其分为三种状态。

（1）心境：是一种微弱、持久、带有弥散特点的情绪状态。例如，心情愉快时，干什么都有兴致；心情烦躁时，见到谁都烦。

心境的特点：①缓和微弱，有时人们不会察觉出来；②持续时间较长，少则几天，多则几年；③是一种非定向的弥散性的情绪体验，使人的整个心理活动都染上了某种情绪色彩。

引起心境变化的原因可以是生活中的一般事件，如工作的顺逆、事业的成败、人际关系状况、生活环境、自然景色的变化、身体健康状况等；也可以是人体生物节律，如体力、智力、情绪的最佳状态的周期性变化；此外，在实践中形成的理想、信念和世界观等人格倾向对心境的产生也具有决定性的影响。

心境对人的工作、学习和生活有很大的影响。良好心境有助于个体发挥积极性，克服困难，从而提高工作与学习的效率，并促进良好意志品质的培养；消极不良的心境则会妨碍工作和学习，影响身心健康。因此培养和保持良好的心境状态对个体有积极的意义。

（2）激情：是一种强烈、短暂、爆发式的情绪状态，如欣喜若狂、暴跳如雷等。

激情的特点：①激动性与冲动性；②具有强烈的力量；③持续时间较短，发作短促，冲动一过，迅速弱化或消失；④发作通常由特定对象引起，指向性较为明显；⑤往往带有明显的外部行为表现。

引起激情的原因可以是生活中的重大事件和强烈刺激，如亲人死亡或极端的喜悦；突发的意外变化；对立的意向和愿望冲突；过度的抑制和兴奋等。

　　激情状态是外界超强刺激导致大脑皮质对皮质下中枢的抑制减弱甚至解除，从而使皮质下的情绪中枢强烈兴奋的结果。激情有双重作用，积极的激情是人行为的巨大动力；消极的激情可产生不良后果。因为在激情发生时，意识范围缩小，意识对行为的控制能力明显降低，理解力和判断力减弱，往往做出不理智甚至触犯法律的事情。人的理智和意志可主宰和驾驭情绪冲动，采取合理释放、艺术升华、转移等方法都有控制、调节与缓和消极情绪的作用。

　　（3）应激：是出乎意料的紧急情况引起的情绪状态。现实生活中人们有时会遇到突然出现的事件或意外而发生危险，为了应对这类突发的紧急情况，个体需要动员全部力量，而应激正是在这种高度紧张状态下引起的情绪体验。例如，突然发生的火灾、地震、交通事故等都会使人处于应激状态。

　　在应激状态下，机体的内脏器官会发生一系列非特异性的变化。来自外界的刺激被个体神经系统接收后经丘脑激活交感神经系统和内分泌系统，释放肾上腺素和去甲肾上腺素及糖皮质激素、盐皮质激素，使机体处于充分动员的状态，心率、血压、体温、肌肉紧张程度、代谢水平等发生显著变化，给机体提供了充分的能量，使个体应付紧急情况。

　　应激对个体既有积极作用，也有消极作用。一般的应激状态是个体的一种保护和防御机制，上述在应激状态下出现的生理变化如果持续时间较短，会使机体精力旺盛，使人的活动更积极、迅猛，思维清晰精确，动作敏捷准确，使人更加机智勇敢，集中精力应对突发事件，有利于个体摆脱危险；但如果应激状态持续时间较长，会使人全身兴奋，导致注意和知觉的范围缩小，言语不规则、不连贯，行为动作紊乱。应激状态的延续能击溃人的生物化学保护机制，导致胃溃疡、胸腺退化等严重疾病，甚至发生临床休克或死亡。

　　3. 高级社会情感分类　　情感反映的是客观事物与人的需要之间的关系，而人的需要包括生理需要和社会需要，凡是由社会需要引起的情感都称为高级社会情感。高级社会情感是人类特有的情感体验，是人情感生活中的主导因素，按其内容可分为以下几种。

　　（1）道德感：是人们运用一定的道德标准评价自身或他人行为时所产生的一种情感体验。如果自己或他人行为符合道德标准，则产生满意、肯定的情感体验，如爱慕、敬佩、赞赏、热爱等；如果行为不符合道德标准，则产生消极、否定的情感体验，如羞愧、憎恨、厌恶等。

　　道德情感和道德认识、道德行为是紧密联系的，对道德观念、道德行为和道德准则的认识是产生道德情感的基础。在社会交往中人们逐渐认识、理解和掌握了道德准则，并把它变为个人的道德需要，当体验到对象和道德需要之间的关系时，才能逐渐形成稳定的道德情感。道德情感是品德结构中的一个重要成分，它对人的行为有巨大的推动、控制和调节作用，是一种自我监督的力量，可使人保持良好的行为，并制止过失行为。

　　（2）理智感：是人对认识活动成就进行评价时所产生的情感体验。它与人的认识活动的成就获得、需要和兴趣的满足、对真理的探索追求及思维任务的解决相联系。人的认识活动越深刻，求知欲望越强烈，追求真理的情趣越浓厚，则人的理智感也越浓厚。

　　理智感的表现形式有对新对象的好奇心与新异感；对认识活动初步成就的欣慰、高兴的体验；对矛盾事物的怀疑与惊讶感；对下判断证据不足时的不安感；对科学的热爱、真理的追求；对偏见、迷信的憎恨等。理智感不仅产生于认识活动中，也是推动人们探索、追求真理的强大动力。

（3）美感：是人对客观事物或对象美的特征的情感体验。它是由具有一定审美观点的人对外界事物美进行评价时产生的一种肯定、满意、愉悦、爱慕的情感。美感是人对审美对象的一种主观态度，是审美对象是否满足主体美需要的关系反映，因而随着个人的需要、立场、观点不同，以及主体和客观的关系不同，美的情感体验也不相同。

美感有两个鲜明的特点：一是对审美对象的感性面貌特点如线条、颜色、形状、音韵、协调、匀称等的感知，是产生美感的基础；二是对美的对象的感知与欣赏能引起人的情感共鸣并给人以鼓舞和力量。

案例 2-1

大学一年级学生小美为了迎接即将到来的英语考试，认真地在教室上晚自习直到很晚才回寝室，在经过一段路灯不太明亮的地方时，她看见一个黑影向她走来。这时，小美想起室友前一晚讲的恐怖故事，感到非常害怕，四肢发抖，手心冒汗，想要拔腿就跑。

问题： 1. 小美正在经历一种什么样的内在心理过程？

2. 这种心理过程有哪些方面的具体表现？

（四）情绪情感的生理变化和外部表现

个体对所感受到的外界客观事物的变化产生情绪情感体验的同时，也会随之产生相应的生理变化和外部表现。

1. **生理变化**　个体在不同情绪状态下发生的生理变化，是人不能主观加以控制的，并且这些生理改变可利用生理多导仪进行记录，因此可作为评价情绪变化的客观指标之一。情绪变化带来的生理变化表现如下。

（1）呼吸系统的变化：在不同的情绪状态下，呼吸的频率、深浅、是否均匀都会发生变化，如人在平静状态下呼吸频率约为每分钟 20 次，在愉快高兴状态下约为每分钟17 次，消极悲伤时约为每分钟9 次，恐惧时约为每分钟64 次，愤怒时约为每分钟40 次。

（2）循环系统的变化：在不同的情绪状态下，一方面表现为心跳速度和强度的变化，另一方面表现为外周血管的舒张与收缩的变化。在平静状态下，人的心跳正常，血管舒张；在愤怒或恐惧时，心跳加快，血管收缩，血压升高。

（3）内外分泌腺体的变化：在不同的情绪状态下，外分泌腺体会发生相应的改变。例如，人在悲伤时会流泪；恐惧紧张时会出冷汗，口腔唾液腺的分泌减少；焦虑不安时消化腺的分泌和胃肠蠕动受抑制，因而食欲减退。当个体发生情绪变化时，内分泌腺体也会发生变化，从而影响激素的分泌，如情绪紧张时，肾上腺的活动增强，促进肾上腺激素的分泌；愤怒者血液中去甲肾上腺素增加。

（4）脑电波的变化：在不同的情绪状态下，脑电波的波形也会发生变化。例如，人在安静、闭目时，脑电波呈现 α 波；在紧张、焦虑状态下，会出现高频率、低振幅的 β波；在熟睡时，则出现低频率、高振幅的 δ 波。

2. **外部表现**　个体发生情绪情感变化时的外部表现主要为表情，表情又可分为以下几种。

（1）面部表情：是指通过眼部肌肉、颜面肌肉和口部肌肉的变化来表现不同的情绪状态。眉、眼、鼻孔、口在不同情绪状态下都可发生相应的变化，表达不同的情感内容。例如，喜悦时的"眉开眼笑"，忧愁时的"愁眉不展"，气愤时的"怒目而视"，惊恐时的"目瞪口呆"，憎恨时的"咬牙切齿"。有心理学家提出人面部的不同部位在表达情感方面的作用是不同的，如眼部对表达忧伤最重要；口部对表达快乐与厌恶最重要；前额对表达惊奇最重要；眼、口和前额对表达愤怒情绪都是重要的。

（2）身段表情：是以不同的身体动作表达情绪情感的变化，如得意时的"摇头晃脑"；紧张时的"坐立不安"；喜悦时的"手舞足蹈"；悔恨时的"捶胸顿足"；讨好时的"卑躬屈膝"等。在身段表情中手势最为重要，如表示欢迎的鼓掌、表示加油的握拳、表示友好的握手、表示告别的挥手；此外摩拳擦掌、手足无措也都传递了一定的情感变化。

（3）言语表情：是指讲话时的音质、音量、语调、语速、节奏等可表达情绪情感的变化，如呻吟表示痛苦，笑声表达了愉快，尖锐的叫声表达了恐惧。不同情绪状态下，言语表情可有显著的差别，如喜悦时，语调高昂，语速较快；悲哀时，语调低沉，语速较慢；愤怒时，语速加快，音量提高。同样一句话，用不同的言语表情传递出来，表达的情感也不相同。

三、意志过程

（一）意志的概念

意志（will）是人们非常熟悉的心理现象，同学经常谈论某某人意志坚强，某某人意志薄弱。在心理学中意志是指人自觉地确立行动目的，并根据目的调节和支配自己的行动、克服困难去实现预定目的的心理活动。例如，同学们进医学院校学习，立志从事医疗事业，这首先要确定行动目的，然后根据这个目的顽强地刻苦学习，参加体育锻炼，克服各种困难，争取在德、智、体几方面都得到发展，成长为合格的临床医生。在这些行动过程中，不仅能意识到自己的需要和目的，还以此调节自己的行动以实现预定的目的。意志就是在这样的实际行动中表现出来的。

（二）意志行动的特征

意志总是表现在人们的实际行动中，因此也称为意志行动；但并不是人的一切行动都是意志行动，如人的一般性的行为习惯、自动化的动作、无意识的动作等就不是意志行动。意志行动具有如下特点。

1. 有自觉的行动目的　意志行动是人特有的自觉确定目的的行动。所谓目的，就是对自己行动的正确性和重要性有充分的认识。人在行动前，行动的结果已经作为行动的目的而以观念的形式存在于人的大脑中，并以这个目的去调节支配自己的行动，使个体的意志服从这个目的，这就决定了人在自己的活动过程中总是有自觉的追求，人的行动是以自觉目的为特征的意志行动。

2. 以随意运动为基础　人的复杂行为包括意志行为都是由简单动作组成的，而人的动作根据是否受意识的调节和支配分为随意动作和不随意动作两种。不随意动作是指不受意识调节和支配的动作，如自动化的习惯性动作、睡眠状态的动作及人的非条件反射动作等都是不随意动作。随意动作是指受意识调节和支配的动作，具有一定目的、方向性的动作，是在后天的生活实践中学习获得的，如教师的板书、运动员的加速冲刺都是随意动作。随意动作是意志行动的必要组成部分。

3. 意志对活动有调节支配作用　意志使人的行动能按自觉的目的去改造世界。意志是以人对客观世界的认识过程为基础，在情感活动的激励下，确定行动目标，以自己的行动反作用于客观世界而表现出来的心理活动。它是由内部意识向外部行为的转化，由观念的认识转化为外部行为。意志对行动的调节和支配作用表现为发动和制止两个方面，发动是激励和推动人们去从事达到预定目的所必需的行动；制止表现在阻止不符合预定目标的行动。意志行动推动人的行动去达到一定目的，制止了与预定目的无关的行动。意志行动不仅能够调节人的外部行动，还可调节人的心理活动，个体在集中精力完成活动时，就需要意志对感知、记忆、思维等活动的调节，使心理活动集中在当前活动上，克服和避免无关刺激的干扰。

4. 与克服困难相联系　克服困难是意志行动的重要特征，意志行动本身就是有目的的行动，在实现目的过程中总会遇到来自内部与外部的困难，只有克服了这些困难才能够实现目的，因此，战胜困难、克服困难的过程也就是意志行动的过程。内部困难是指人在行动时内心所发生的相反愿望的干扰，如不同动机、不同目的之间的矛盾冲突，或由于知识经验及能力不足、时间紧张等引起的内心矛盾的干扰；外部困难指来自客观条件方面的干扰和限制，如缺少信息来源、没有必要的设备条件、诱因干扰等。

（三）意志行动的心理过程

意志行动有着发生、发展和完成的历程。这一过程可分为采取决定阶段和执行决定阶段。前者是意志行动的开始阶段，决定着意志行动的方向，是意志行动的动因；后者是意志行动的完成阶段、关键阶段，它使内心世界的期望、计划付诸实施，以达到某种目的。

1. 采取决定阶段　是意志行动过程中人脑积极活动的过程，是为意志行动做准备的阶段。这个阶段包括三个环节。

（1）动机冲突：动机斗争是意志活动中采取决定阶段的首要环节。动机是直接推动人们从事某种活动的内部动因，由于人们周围自然环境和社会环境的复杂性，同时人在发展过程中的愿望和要求在不断变化，因此，激发人们行为的动机也是纷繁多样的，这种共同起作用的多种动机就构成了动机系统。如果系统内的不同动机方向不同，彼此矛盾和抵触，就会引起动机冲突。德裔美国心理学家库尔特·勒温（Kurt Lewin）提出动机冲突的三种基本类型：双趋冲突、双避冲突、趋避冲突。

（2）行动目的的确立：通过动机斗争明确意志行动的主导性动机后，目的就可以确定，而确定目的还有多方面心理因素需要协调统一，人的意志行动中，选择什么样的行为目的，不选择什么样的行为目的，不是随意做出的，而是根据一定社会标准对外界的各种客观目标进行比较与权衡的结果。明确确定目的的标准，更有利于最后确立目的。确立目的的标准一般有价值性标准、可能性标准和丰富性标准。

（3）方法选择和计划制订：行动方法的选择，是采取决定阶段十分关键的一环，具有可行性意义。选择行动方法时，要围绕目标，制订出实现目标的一系列配套部署；在实现行动目的的时间上，应该有先有后。在力量上，应该有轻重缓急。必须选准意志行动的突破口。在选择行动方法时，还应当考虑最优化原则，用最简捷的方法，取得行动的最好效果。

动机斗争、行动目的的确立、方法选择和计划制订是相互联系、相互制约、相互渗透的，合理有效的行动方法选定之后，便会进入下一个阶段。

2. 执行决定阶段　是意志行动的关键，是意志行动的完成阶段。它使头脑中的意图、愿望、计划和措施在行动中具体化，是达到预定目的的重要阶段。

（1）克服困难执行计划：在执行计划的过程中，必然会遇到许多困难，而意志行动体现在克服内心冲突、干扰和外部的各种障碍上。在执行决定阶段，既要克服内部困难，也要克服外部困难。引起执行决定过程中内部困难的因素很多，有的可能是前一阶段的动机冲突未解决好，原先被压抑的动机又开始抬头，与当前的动机相冲突；有的可能是由于境况的变化，产生了新的动机，与原有的行动目的相矛盾；另外，淡漠的态度，消极的心境，自私、懒惰、保守等不良性格都可能成为意志行动中的障碍，使人的行为处于犹豫、动摇状态，阻碍活动目的的实现。引起执行决定过程中外部困难的原因也很复杂，既可能是资金设备的短缺，也可能是时间、空间上的不利因素，还可能是人为的干扰和破坏。对此，首先应该解决内部困难，只要认定行动目的是有意义的，计划是合理的，就应该发挥主观能动性去排除干扰，克服自身的弱点，坚持意志行动。当内部困难得到解决时，外部困难一般总能够加以克服。当然，如果有人力不可抗拒的客观原因使得决定无法执行时，就应该果断终止原定计划，再做新的打算，这仍然是意志行动的良好表现。其次，执行决定阶段还要接受成败的考验。有很多时候，执行决定是一个漫长的过程。科学家为发现一种新物质，长年累月地在实验室里搞研究；运动员要夺得奥运冠军，需要多年的训练和无数比赛的磨砺。在这个过程中，有短暂的成功，也有暂时的挫折和失败。要使意志行动的目的最终实现，就要有对待成败的正确态度。既不要迷失在成功的喜悦里，造成后面意志行动的轻率和盲目，也不要因一时的失败就丧失信心，半途而废。特别是对待失败，应该冷静地分析原因，总结经验，避免犯同样的错误。只有经历过成败的考验，做到"胜不骄，败不馁"，才能取得最后的成功。

（2）实事求是修正计划：执行计划的坚定性，并不意味着机械刻板地行动，要在执行计划过程中实事求是，根据具体情况调整计划，修正计划，实现既定的目标。这也是优良意志品质的表现。有了这种坚定性和灵活性相结合的意志品质，才能推动人们有效地克服困难，实现既定目标。

（四）意志的基本品质

意志品质是指构成人的意志诸因素的总和，主要包括自觉性、果断性、坚韧性和自制性等。

1. 自觉性　意志的自觉性是指个体自觉地确定行动目的，并独立自主地采取决定和执行决定，使行动达到既定目的。

自觉性是意志水平高低的首要标准，它反映了一个人在活动中坚定的立场和始终如一的追求目标。它贯穿意志行动的始终，也是意志行动进行和发展的重要动力。具有自觉性的人，能独立支配自己的行动，不受外界的影响，自觉排除各种干扰和诱惑，不依赖他人；既有原则性又有灵活性，经常使自己的行动服从于目的。

与自觉性相反的表现是盲目性、易受暗示和独断。盲目性、易受暗示指缺乏主见，毫无分析和批判地接受影响，易轻信别人，易受干扰；独断指容易从主观出发，一意孤行，拒绝他人的正确劝告。

2. 果断性　意志的果断性是意志机敏的表现，是善于明辨是非，抓住时机，善于应付复杂情境，迅速而合理地处理矛盾的能力。它反映一个人在行动中的决策速度和深度。

与果断性相反的品质是优柔寡断和冒失。优柔寡断是面临选择常犹豫不决、顾虑重重等软弱性的表现；冒失行为是一种缺乏思考，凭一时冲动轻率决定而不顾后果的品质。二者都是意志品质果断性缺乏的表现。

3. 坚韧性　意志的坚韧性是指在执行决定阶段能矢志不渝、坚持到底，遇到困难和挫折时能顽强乐观地面对和克服而把决定贯彻始终的品质。

与坚韧性相反的品质是动摇性、执拗和顽固性。动摇性是遇到困难便怀疑预定目标，放弃对预定目标的追求，半途而废，缺乏韧性的软弱意志品质；执拗和顽固性是固执己见、我行我素、执迷不悟的表现，这也是意志薄弱的一种表现。

4. 自制性　意志的自制性是指能够完全自觉、灵活地控制自己的情绪，约束自己的言行的意志品质。

具有自制性的人，有很强的组织纪律性，情绪稳定，注意力集中，通常被称为意志坚定的人，他们知道做自己应该做的事。具有自制性的人既能发动合乎目的性的行动，又能抑制与行动目标不一致或相违背的行动。

与自制性相反的表现是任性和怯懦。前者容易受情感左右，缺乏理智，常在需要克制冲动的时候任意为之，意气行事。后者表现为在需要采取行动、迎接挑战的时候却临阵退缩，不敢有所行动。这两种都是意志不坚定、缺乏自制性的表现。

第3节　人　　格

一、人格心理概述

（一）人格的概念

在西方，人格一词源于拉丁语"persona"，它有两个含义：一方面，原指演员在舞台上所戴的假面具，后引申为一个人在生命舞台上所扮演的角色；另一方面，指能独立思考、具有独特行为特征的人。许多心理学者从自己研究的角度提出人格的定义。

现代心理学一般把人格定义为一个人的整个精神面貌，即一个人在一定社会条件下形成的、具有一定倾向的、比较稳定的心理特征的总和。

（二）人格的特性

研究人格必须探讨它的特性及表现，这样才能把人格心理与其他心理现象区别开来。人格具有以下几方面特性。

1. 自然性与社会性　人格是在先天自然素质的基础上，通过后天学习、教育与环境的作用逐渐形成的。因此，人格首先具有自然性，人们与生俱来的感知器官、运动器官、神经系统，特别是大脑在结构与功能上的一系列特点，是人格形成的物质基础与前提条件；但人的人格并非单纯自然的产物，它总是要深深地打上社会的烙印。初生的婴儿作为一个自然的实体，还谈不上有人格。人格是在个体生活过程中逐渐形成的，在很大程度上受社会文化、教育教养内容和方式的塑造。可以说，每个人的人格都打上了他所处的社会的烙印，即个体社会化结果。人格是自然性与社会性的统一。

2. **稳定性与可塑性**　人格的稳定性是指个体的人格特征具有跨时间和空间的一致性。在个体生活中暂时的、偶然表现的心理特征，不能被认为是一个人的人格特征。例如，一个人在某种场合偶然表现出对他人冷淡，缺乏关心，不能以此认为这个人具有自私、冷酷的人格特征。只有一贯的、在绝大多数情况下都表现出来的心理现象才是人格的反映。

在学校教育中，我们经常可以看到，每个学生都具有一些不同的、经常表现的心理特征，如有的学生关心集体，热情帮助同学，活泼开朗；有的学生对集体的事也关心，但不善言谈，稳重，踏实，埋头苦干，这些不同的行为表现不仅是在班集体中，在其他场合也是如此，因此，这才能把某个学生与另一个学生在精神面貌、心理特征上区别开，才能预料某学生在一般情况下会有什么样的行为举止。总之，一个人的人格及其特征一旦形成，我们就可以从他儿童时期的人格特征推测其成人时期可能的人格特征。

尽管如此，可人格绝不是一成不变的。因为现实生活非常复杂，随着社会现实和生活条件、教育条件的变化，年龄的增长，主观的努力等，人格也可能会发生某种程度的改变。特别是在生活中经过重大事件或挫折，常常会在人格上留下深刻的烙印，从而影响人格的变化，这就是人格的可塑性。当然，人格的变化比较缓慢，不可能立竿见影。由此可见，人格既具有相对的稳定性，又有一定的可塑性。

3. **独特性与共同性**　人格的独特性是指人与人之间的心理和行为是各不相同的。因为构成人格的各种因素在每个人身上的侧重点和组合方式是不同的。例如，在认识、情感、意志、能力、气质、性格等方面反映出每个人独特的一面，有的人知觉事物细致、全面，善于分析；有的人知觉事物较粗略，善于概括；有的人情感较丰富、细腻；而有的人情感较冷淡、麻木等。如同世界上很难找到两片完全相同的叶子一样，也很难找到两个完全相同人格的人。

强调人格的独特性，并不排除人格的共同性。人格的共同性是指某一群体、某个阶级或某个民族在一定的群体环境、生活环境、自然环境中形成的共同的典型的心理特点。正是人格具有的独特性和共同性才组成了一个人复杂的心理面貌。

（三）人格心理结构

人格心理作为整体结构，可划分为既相互联系又有区别的两个系统，即人格倾向性（动力结构）和人格心理特征（特征结构）。

1. **人格倾向性**　是人格中的动力结构，是人格结构中最活跃的因素，是决定社会个体发展方向的潜在力量，是人们进行活动的基本动力，也是人格结构中的核心因素。它主要包括需要、动机、兴趣、理想、信念与世界观、自我意识等心理成分。

2. **人格心理特征**　是人格中的特征结构，是个体心理差异性的集中表征，它表明一个人的典型心理活动和行为，包括能力、气质和性格。

人格倾向性和人格心理特征相互联系、相互制约，从而构成一个有机的整体。人格对心理活动有积极的引导作用，使心理活动有目的、有选择地对客观现实进行反映。人格差异通常是指人们在人格倾向性和人格心理特征方面的差异。

二、人格倾向性

（一）需要

1. 需要的概念　需要是个体在生活中感到某种欠缺而力求获得满足的一种内心状态。它是人脑对生理和社会要求的反映。

人是自然属性与社会属性的统一体，对其自身与外部生活条件有各种各样的要求，如对空气、食物、水、阳光等自然条件的依赖，对交往、劳动、学习、创造、运动等社会条件的要求。当这些必需的事物反映在人脑中，就成为人的需要。

需要是人格倾向性的基础，它与人的行为的发生有密切关系。人的活动总是受某种需要所驱使，需要一旦被意识到并驱使人去行动时，就以活动动机的形式表现出来。需要激发人去行动，并使人朝着一定的方向去追求，以求得到自身的满足。同时人的需要又是在活动中不断产生与发展的。当人通过活动满足了原有的需要时，人和周围现实的关系就发生了变化，又会产生新的需要。因此说，需要是人活动的基本动力。

2. 需要的种类　对需要种类的划分有不同的角度，通常从需要的起源和需要的对象两个角度进行分类。

（1）生理需要和社会需要：从需要的起源划分，需要包括生理需要和社会需要。

生理需要是为保存和维持有机体生命和种族延续所必需的，包括维持有机体内部平衡的需要，如对饮食、运动、睡眠、排泄等的需要；回避伤害的需要，如对有害或危险情景的回避等；性的需要，如对配偶、后嗣的需要。生理需要是生而有之的，人与动物都存在，但人与动物表现在生理上的需要是有本质区别的。人的生理需要已被深深地烙上社会的烙印，已不是纯粹的本能驱动。

社会需要是人们为了提高自己的物质和文化生活水平而产生的社会性需要，包括对知识、劳动、艺术创作的需要；对人际交往、尊重、道德、名誉地位、友谊和爱情的需要；对娱乐消遣、享受的需要等。它是人特有的在社会生活实践中产生和发展起来的高级需要。人的社会需要因受社会背景和文化意识形态的影响而有显著的个别差异。

（2）物质需要和精神需要：按需要的对象划分，需要包括物质需要和精神需要。

物质需要是指人对物质对象的需求，包括对衣、食、住有关物品的需要，对工具和日常生活用品的需要。物质需要是一种反映人的活动对物质文明产品的依赖性的心理状态，因此，物质需要既包括生理需要又包括社会需要。

精神需要是指人对社会精神生活及其产品的需求，包括对知识的需要、对文化艺术的需要、对审美与道德的需要等。这些需要既是精神需要又是社会需要。

考点
马斯洛需要层次论的五个等级；需要的最高层次

3. 马斯洛的需要层次理论　美国著名的人本主义心理学家马斯洛认为，人的一切行为都是由需要引起的，他在1943年出版的《调动人的积极性的理论》一书中提出了著名的需要层次论。马斯洛把人的多种多样的需要归纳为五大类，并按照它们发生的先后次序分为五个等级。

（1）生理需要：这是人类最原始的也是最基本的需要，包括饥、渴、性和其他生理功能的需要，它是推动人们行为的最强大动力。只有在生理需要基本满足之后，高一层次需要才会相继产生。

（2）安全需要：当一个人生理需要得到满足后，满足安全的需要就会产生。个人寻求生命、财产等个体生活方面免于威胁、侵犯并得到保障的心理就是安全的需要。

（3）爱与归属需要：是一种社会需要，包括与人往来，进行社会交际，获得伙伴之间、朋友之间的关系融洽或保持友谊和忠诚，人人都希望获得别人的爱，给予别人爱；并希望为团体与社会所接纳，成为其中的一员，得到相互支持与关照。

（4）尊重需要：包括受人尊重与自我尊重两方面，前者是希求别人的重视，获得名誉、地位；后者希求个人有价值，希望个人的能力、成就得到社会的承认。

（5）自我实现需要：是指实现个人理想、抱负，最大限度地发挥个人能力的需要，即获得精神层面的真、善、美至高人生境界的需要。马斯洛认为：为满足自我实现需要所采取的途径是因人而异的。有人希望成为一位理想的母亲，有人可以表现在体育上，还有人表现在绘画或发明创造上……简而言之，自我实现需要是指最大限度地发挥一个人潜能的需要。

人类的需要层次，马斯洛是按照三条原则加以安排的。第一，人类基本的需要必先得到满足，然后才会进一步追求较高层次需要。第二，人类需要与个体生长发展密切相关。人出生时，最主要是满足生理需要，然后逐渐考虑到安全、归属、自尊的需要，最后才追求自我实现的需要，因此，个人需要结构的发展过程呈波浪式演进，各种需要的优势由一级演进至另一级。第三，人类需要的高低与个体生存有关。马斯洛认为，一个理想的社会，除了应该满足人们的基本生理需要外，还要使人们满足较高层次的需要，并鼓励个人去追求自我实现。笔者认为，一个人只有把个人的需要和国家的需要及社会发展的需要联系起来，才能有永不衰竭的动力，才能充分发挥个人的潜能，达到最大限度的自我实现。

（二）动机

1. 动机的概念　我们常说，行为之后必有原因，这里所说的原因就是动机。动机与需要是紧密联系的。如果说需要是人的活动的基本动力源泉，那么，动机就是推动这种活动的直接力量。动机是由一种目标或对象所引导、激发和维持的个体活动的内在心理过程或内部动力。

2. 动机的分类　动机对于活动的影响和作用有不同的方面，由此可对动机进行不同的分类。

（1）内在动机和外在动机：根据动机的引发原因，可将动机分为内在动机和外在动机。

内在动机是由活动本身产生的快乐和满足所引起的，它不需要外在条件的参与。个体追逐的奖励来自活动的内部，即活动成功本身就是对个体最好的奖励，如学生为了获得知识、充实自己而努力读书。外在动机是由活动外部因素引起的，个体追逐的奖励来自动机活动的外部，如有的学生认真学习是为了获得教师和家长的好评等。内在动机的强度大，时间持续长；外在动机持续时间短，常常带有一定的强制性。事实上，这两种动机缺一不可，必须结合起来才能对个人行为产生更大的推动作用。

（2）主导性动机和辅助性动机：根据动机在活动中所起的作用不同，可将动机分为主导性动机与辅助性动机。

主导性动机是指在活动中所起作用较为强烈、稳定、处于支配地位的动机。辅助性动机是指在活动中所起作用较弱、较不稳定、处于辅助性地位的动机。在儿童的成长过程中，活动的主导性动机是不断变化与发展的。事实表明，主导性动机与辅助性动机的关系较为一致时，活动动力会加强；而彼此冲突时，活动动力会减弱。

（3）生理性动机和社会性动机：根据动机的起源，可将动机分为生理性动机和社会性动机。

生理性动机是与人的生理需要相联系的，具有先天性。人的生理性动机受社会生活条件所制约。社会性动机是与人的社会性需要相联系的，是后天习得的，如交往动机、学习动机、成就动机等。

（4）近景动机和远景动机：根据动机行为与目标远近的关系，可将动机划分为近景动机和远景动机。

近景动机是指与近期目标相联系的动机；远景动机是指与长远目标相联系的动机。例如，有的学生努力学习，其目标是期末考试获得好成绩；而有的学生努力学习，其目标是为今后从事医疗事业打基础。前者为近景动机，后者为远景动机。远景动机和近景动机具有相对性，在一定条件下，两者可以相互转化。远景目标可分解为许多近景目标，近景目标要服从远景目标，体现远景目标。"千里之行，始于足下"，是对近景动机与远景动机辩证关系的描述。

3. 动机冲突　在现实生活中，由于人们有多种需要，就会形成多种动机。当几种动机在最终目标上相互矛盾或相互对立时，这些动机就会产生冲突。如果几种相互对立的动机在强度上差异较大，则强度较大的动机必然成为优势动机，这时个体易做选择。如果几种相互对立的动机在强度上差异较小，这时个体在选择时就会难以取舍，从而产生互相矛盾的心理状态，即形成动机冲突。通常，动机冲突是专指这种较为明显的两种动机之间的冲突。常见的动机冲突如下。

（1）双趋冲突：指两种对个体都具有吸引力的目标同时出现，形成强度相同的两个动机。由于条件限制，只能选其中的一个目标，此时个体常常会表现出难以取舍的矛盾心理，这就是双趋冲突。"鱼与熊掌不可得兼"就是双趋冲突的真实写照。

（2）双避冲突：指两种对个体都具有威胁性的目标同时出现，使个体对这两个目标均产生逃避动机，但由于条件和环境的限制，只能选择其中的一个目标，这种选择时的心理冲突被称为双避冲突。"前有大江，后有追兵"正是这种处境的表现。

（3）趋避冲突：指某一事物对个体具有利与弊的双重意义时，会使人产生两种动机态度：一方面好而趋之，另一方面则恶而远之。想吃鱼又怕鱼刺就是这种冲突的表现。

动机冲突可以造成个体不平衡、不协调的心理状态，严重的心理冲突或持续时间较长可以引起个体的心理障碍。

（4）多重趋避冲突：在实际生活中，人们的趋避冲突常常表现出一种更复杂的形式，即人们面对着两个或两个以上的目标，而每个目标又分别具有吸引和排斥两方面的作用。人们无法简单地选择一个目标，而回避或拒绝另一个目标，必须进行多重选择，由此引起的冲突称多重趋避冲突。

（三）兴趣

兴趣在人的生活中有着重要的意义。健康而广泛的兴趣使人能体会到生活的丰富和乐趣，深入而巩固的兴趣能成为事业成功的动力。

1. 兴趣的概念 兴趣是指一个人积极探究某种事物及爱好某种活动的心理倾向。它是人认识需要的情绪表现，反映了人对客观事物的选择性态度。

兴趣是需要的一种表现方式，人们的兴趣往往与他们的直接或间接需要有关。一个人对某种事物感兴趣，就会产生接近这种事物的倾向，并积极参与有关活动，表现出乐此不疲的极大热情。人们历来很重视兴趣在教学中的作用，孔子就曾说过：知之者不如好之者，好之者不如乐之者。爱因斯坦也说过：兴趣是最好的老师。兴趣使人的探究和认识活动染上强烈的、肯定的情绪色彩，从而使这种活动为人所接受和喜爱。

2. 兴趣的分类 根据兴趣的目的不同可将兴趣分类如下。

（1）直接兴趣：是有意义事物本身在情绪上引人入胜而引起的，如人们对一堂生动的课、电影、歌曲等的兴趣就是直接兴趣。直接兴趣具有暂时性的特点。

（2）间接兴趣：是指对某种事物或活动本身没有兴趣，但对其结果感到需要而产生的兴趣。例如，有的人对某些课程并不感兴趣，甚至感到乏味，但意识到学好这些课程对将来服务于患者有重要作用，因此刻苦学习，并对此产生兴趣。间接兴趣具有较稳定的特点。间接兴趣在一定条件下可以转化为直接兴趣。

三、人格特征

（一）能力

1. 能力的概念 能力是人顺利、有效地完成某种活动所必须具备的心理特征。能力与我们所说的知识、技能是有区别的，能力、知识、技能属于不同的范畴。知识是人脑对客观事物的主观表征。知识有不同的形式：一种是陈述性知识，即"是什么"的知识；另一种是程序性知识，即"如何做"的知识。技能是活动的方式，有时表现为一种操作活动方式，有时表现为一种心智活动（智力活动）方式。而能力是直接影响活动效率的人格心理特征。

人们要完成某种活动，常常不是依靠一种能力，而是依靠多种能力的结合。能把这些能力结合起来顺利完成某种活动就称为才能。

能力的高度发展称天才。天才是能力的独特结合，它使人能顺利地、独立地、创造性地完成某些复杂的活动。天才往往结合着多种高度发展的能力。

2. 能力的分类

（1）一般能力和特殊能力

1）一般能力：指完成各种活动都必须具有的最基本的心理条件，如观察力、注意力、分析能力、判断力等。

2）特殊能力：指在某种专业活动中表现出来的能力，如音乐能力、绘画能力、体育能力等。

（2）模仿能力和创造能力：按创造程度可把能力分为模仿能力和创造能力。

1）模仿能力：指仿效他人的言谈举止而做出与之相似的行为的能力。

2）创造能力：指产生新的思想和新的产品的能力。

（3）流体能力和晶体能力：根据能力在人的一生中的不同发展趋势及能力与社会文化因素的关系，可将其分为流体能力和晶体能力。

1）流体能力（流体智力）：指在信息加工和问题解决过程中所表现的能力，如认识能力，类比、演绎推理能力，形成抽象概念的能力等。

2）晶体能力（晶体智力）：指获得知识的能力，它取决于后天的学习，与社会文化有密切的关系。

（4）认知能力、操作能力和社交能力：按能力所涉及的领域，可把能力分为认知能力、操作能力和社交能力。

1）认知能力：指人脑加工、储存和提取信息的能力。

2）操作能力：指人们操作自己的肢体以完成各项活动的能力。

3）社交能力：在人们的社会交往活动中表现出来的能力。

3. 影响能力形成和发展的因素

（1）遗传因素：主要指的是一个人的素质或天赋，即一个人生来具有的解剖生理特点，包括其感觉器官、运动器官及神经系统构造和功能的特点。素质是能力发展的自然基础和前提，如先天失明的人是无法成为画家的；先天失聪的人是无法成为音乐家的。

关于遗传因素对能力发展影响的研究，早期最有影响的是英国学者高尔顿进行的研究。高尔顿用的是谱系调查的方法，他选了 977 位名人，考察了他们的谱系，再与普通人比较。结果发现，名人组中，父辈是名人的子辈中的名人也多；普通人组中，父辈无名人，子辈中只有一位名人。他根据一系列这样的研究得出结论：遗传是能力发展的决定因素。这种研究的结果，只说明了遗传因素对能力发展的影响，但无法排除环境因素的影响。

利用双生子所进行的研究比较有说服力，因为同卵双生子的遗传素质相同，他们能力上的差异可以看作是环境因素造成的；而异卵双生子的遗传素质不同，他们能力上的差异既有遗传因素也有环境因素的作用。可以根据遗传因素和环境因素造成的能力上的差异，来计算在能力发展上遗传力作用的大小。许多国家，包括我国的某些地区用这种方法对遗传力所做的估计，其数值在 0.35～0.65。这一结果说明遗传力对能力发展的影响并不是很大。

（2）环境因素：利用养子养女与亲生父母和养父母能力发展的关系，来研究环境因素对能力发展的影响是一种较好的方法。因为养子进入收养家庭就等于换了一个环境，长大后的养子与生父母、养父母及其在原来家庭长大的兄弟姐妹之间能力发展上的相关性和差别，说明了环境因素对能力发展的作用。

遗传决定了能力发展的可能范围或限度，而环境则决定了在遗传所决定的范围内能力发展的具体程度。研究表明，遗传潜势不同的人，在不同的环境中，其能力发展会有不同的情况。遗传潜势较好的人，能力发展可塑的范围大，环境的影响也大。例如，在环境差的条件下，他们的智商发展可能只有 50～60；而在良好的环境条件下，他们的智商可能发展到 180 左右。遗传潜势差的人，其遗传条件限制了智力发展的可能，环境能够起到的作用也比较小。

环境包括儿童正常发育的条件、家庭、所在的学校及其所处的社会环境。

儿童正常发育的基本条件是营养。儿童身体的各个器官和神经系统都处在不断成长的过程中，出生前后如果缺乏营养，必将影响身体器官和脑的发育，也必将影响智力的正常发展。疾病和药物也是影响儿童发育的重要因素。不仅儿童本身的疾病会影响其身体的正常发育，而且母亲妊娠期间患病和服用药物，也会对胎儿造成严重的损害。

环境因素还包括环境的刺激，如母亲对孩子科学哺育和爱抚；家人和其他人，特别是母亲与孩子的交往；适宜的玩具和丰富变化的环境等都对儿童的智力发展有重要的影响。早期的环境影响更为重要，脱离人类社会，在动物哺养下长大的孩子，即使回到人类社会，其智力发展也难以达到正常人的水平。

（3）教育因素：学校教育是对儿童进行有计划、有组织的影响，这种影响不仅是让儿童掌握知识和技能，而且还要发展儿童的能力，培养其健全的人格。外界的条件是通过儿童自身的活动才发生作用的，因此，儿童的个性、意志品质、对知识的兴趣及其主观努力都会影响其能力的发展。

发达的社会经济条件、丰富的社会文化生活是能力发展的肥沃土壤，和谐的家庭氛围是能力发展的基石，而教育则是能力发展的关键。

（二）气质

1. 气质概述　气质一词源于希腊语，最初意指混合，按适当比例把原料、因素配合在一起。后来用以指人的兴奋、忧喜等心态特点。这种意义上的气质，一直沿用到现在。

气质是指一个人生来就具有的心理活动的动力特征，即心理活动发生时力量的强弱、变化的快慢和均衡的程度及心理活动的指向性等特点。例如，有的人性情急躁，遇事不加思考而常常大发脾气；有的人处事冷静沉着，不轻易发脾气；有的人动作灵巧，言语迅速而有力量，易适应变化了的环境；有的人行动缓慢，言语乏力。这些心理活动的动力特征，给个体的心理表现涂上了一层色彩，体现出人的气质特征。

2. 气质学说　关于气质的生理机制，几千年来有许多哲学家、医学家进行了很多探索，提出了很多学说。比较有代表性的学说如下。

（1）气质的体液说：公元前 5 世纪，古希腊著名医学家希波克拉底认为，不同的人有不同的气质。他认为人体中有来自不同器官的四种体液，血液生于心脏，黄胆汁生于肝脏，黑胆汁生于胃部，黏液生于脑部。机体的状态决定四种体液的混合比例。

根据这些体液的混合比例中哪一种占优势，把人分为四种类型的气质：多血质、胆汁质、黏液质和抑郁质。血液占优势的是多血质，黏液占优势的是黏液质，黄胆汁占优势的是胆汁质，黑胆汁占优势的是抑郁质（图 2-6）。体液说虽然未被科学研究所证实，但我们在日常生活中确实可以观察到它所描述的四种气质类型。正因为这样，希波克拉底关于四种气质类型的概念一直沿用至今。

1）胆汁质：属于兴奋热烈的类型。具有这种气质类型的人感受性较弱，耐受性、敏捷性、可塑性较强，兴奋比抑制占优势；行为表现常常是反应迅速、行为敏捷。在言语、

考点
气质的体液说；气质的高级神经活动类型说

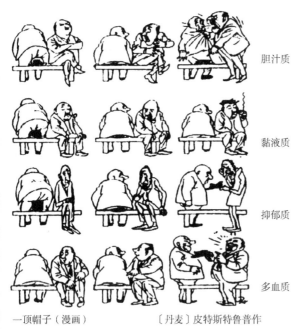

一顶帽子（漫画）　　　　〔丹麦〕皮特斯特鲁普作

图 2-6　四种典型气质的人对同一事件的不同反应

表情、姿势上都有一种强烈的热情，在克服困难上有坚韧不拔的劲头。智力活动具有极大的灵活性，但理解问题有粗枝大叶、不求甚解的倾向。

2）多血质：属于敏捷好动的类型。这种气质类型具有很强的耐受性、兴奋性、敏捷性和可塑性，反应速度快，感受性较弱。情绪易表露，也易变化，敏感。在行为上，这种气质类型的人热情、活泼、敏捷、精力充沛，适应能力强，善于交际，常能机智地摆脱窘境。他们思维灵活，主意多，常表现出机敏的工作能力和较高的办事效率，对外界事物有广泛的兴趣，人格具有明显的外向性；易适应环境，善交际，但与人交情粗浅。

3）黏液质：属缄默而沉静的类型。这种气质类型感受性弱，敏捷性、可塑性、兴奋性也弱，但耐受性强。这种气质类型的人行为表现为缓慢、沉着、镇静、有自制力、有耐心、刻板、内向。他们不易接受新生事物，不能迅速适应变化了的环境，与人交往适度、情绪平稳。喜沉思，在做任何工作之前都要细致考虑。能坚定执行已做出的决定，不慌不忙地去完成工作。

4）抑郁质：属呆板而羞涩的类型。这种气质类型的人感受性很强，常为一点微不足道的事而动感情，耐受性、敏感性、可塑性、兴奋性都很弱。他们的行为表现为孤僻，动作缓慢，很少表现自己，尽量摆脱出头露面的活动，避免与陌生的、刚认识的人交际。在新的环境下，他们容易惶惑不安，在强烈和紧张的情形下容易疲劳，在熟悉的环境下表现很安静，动作迟缓，软弱。他们具有高度情绪易感性，情绪体验方式少，但体验深刻、强烈而持久且不显露。

当然，应当指出的是，并不是所有的人都可按照这四种气质类型来划分，只有少数人是四种气质类型的典型代表，大多数人都是近似于某种气质，同时又与其他气质结合在一起。有些人的气质既不属于上述四种气质中的某一种，也不是某四种气质的结合，是介于各种类型之间的中间类型。总之，气质表现在人的活动的积极性、行为的敏捷性、情绪的兴奋性、适应环境的灵活性等几个方面。

（2）气质的激素说：伯曼等认为，气质差异是由不同的内分泌腺分泌的激素决定的。并由此将人分为甲状腺型、肾上腺型、副甲状腺型、性腺过分活动型及脑垂体型。例如，甲状腺型的人表现为体格健壮、感知灵敏、意志坚强、任性主观、自信心过强；脑垂体型的人表现为性情温柔、细致忍耐、自制力强。

这个学说虽然有一定的事实根据，但现代生理学的研究表明气质的直接生理基础主要是神经系统的特性。显然，激素说片面强调内分泌腺对人气质的决定作用是不全面的。

但从神经-体液调节来看，内分泌腺的活动对气质的影响也是不可忽视的。

（3）气质的体型说：德国精神病学家克瑞奇米尔（Kretschmer）从生物学观点出发研究气质类型。他认为人的体格和气质有关，并进一步认为，精神病患者与正常人只有量的差别。

克瑞奇米尔按体型划分人的气质，分为肥胖型（即躁郁性气质）、瘦长型（即分裂型气质）、筋骨型（即黏着性气质）。例如，肥胖型产生躁郁性气质，其行动倾向为善交际、表情活泼、热情、平易近人等；瘦长型产生分裂气质，其行动倾向为不善交际、孤僻、神经质、多思虑等；筋骨型产生黏着气质，其行动倾向为迷恋、认真、理解缓慢、行为较冲动等。他认为三种体型与不同精神病的发病率有关。克瑞奇米尔的类型理论，把一切人都归入精神病患者的类型，显然是片面的。

气质的体型说从生物学的观点出发试图划分气质类型并找出它们生理方面的原因，有积极的启示作用，但这种理论基本以临床观察材料为依据，是不够科学的，也忽视了人的体型会因环境、生活、年龄等因素的变化而变化，故还有待进一步研究。

（4）气质的高级神经活动类型说：对气质的生理基础进行科学探讨，是由巴甫洛夫在对大脑两半球皮质活动的研究中开创的。他认为大脑皮质的神经过程（兴奋和抑制）具有三个基本特性：强度、均衡性和灵活性。

神经过程的兴奋和抑制强度是指神经细胞和整个神经系统的工作能力和界限。兴奋和抑制的平衡性，是指兴奋和抑制的相对均势或优势；兴奋和抑制的灵活性，是指兴奋和抑制相互转换的速率。

巴甫洛夫认为，神经过程三个基本特性的独特结合形成了高级神经活动的四种基本类型，即兴奋型、活泼型、安静型、抑制型，并且外部主要表现相当于体液说的四种气质类型表现（表 2-1）。

表 2-1　高级神经活动类型与气质类型对照表

神经过程的基本特性			高级神经活动类型	气质类型
强度	平衡性	灵活性		
强	不平衡		兴奋型（不可遏止型）	胆汁质
强	平衡	灵活	活泼型（灵活型）	多血质
强	平衡	不灵活	安静型（不灵活型）	黏液质
弱	不平衡		抑制型（弱型）	抑郁质

3. 气质的意义　气质是个体心理活动的稳定性的动力特征，并表现在外部行为上，它在人的认识活动、情绪活动和意志活动中都会有所表现，使其人格具有一定的色彩。气质类型既有可能向积极发展的一面，也有可能向消极方向发展的一面。那么，气质对人的实践活动有何影响呢？

（1）气质类型不决定人的社会价值：气质不能决定一个人的行为方向和水平，一个人做什么、怎么做，是由个人的动机、信念价值观等决定的。任何一种气质类型都有其积极的一面，也有其消极的一面。例如，多血质的人，情感丰富，工作能力强、灵活、亲切、易与人相处，但缺乏一贯性，也可能感情用事；胆汁质的人，生气勃勃、动作迅速、积极、能干，但也可能任性、暴躁、易感情用事；黏液质的人，稳重、踏实、冷静、坚毅、自制，但也可能孤僻、死板、冷淡、易固执；抑郁质的人，敏感、细致、稳重、情绪体验深刻，但缺乏热情、易多疑。可见，气质本身并无"好""坏"之分，任何一种气质类型的人，既可以成为品德高尚的人、有益于社会的人，也可成为道德堕落、有害于社会之人。不能依据个体的气质类型去判断一个人的社会价值。

（2）气质不决定人的成就和智力发展水平的高低：气质特征只能影响智力活动的方式，使智力活动带有一定的色彩。在同一实践领域有成就的人物当中，可以找出不同的气质类型代表；在不同的活动领域中的杰出人物里，也可以找出不同的气质类型代表。可见，任何一种气质类型的人，都有可能成为本实践领域的专家，也可能一事无成。

在各种实践领域中，气质虽不起决定作用，不决定人的社会价值和智力发展水平，但并不是毫无意义的，不同的气质类型对工作效率、工作方式都有一定的影响。

（3）气质与职业的适应性：不同气质类型特点的个体在适应和组织其实践活动时，有其独特的适应性，因此会使个体的工作风格打上其气质的色彩。不同的气质特点对环境刺激有不同的适应性，因此不同气质类型的个体对环境有不同的选择和反应倾向。例如，如果提供两种读书的地方，一种是安静的没有人来打扰的隔离的单间，一种是可以和别人交流的大房间。调查发现，内向型个体喜欢安安静静一个人看书，外向型个体喜欢有机会与人交流，也喜欢周围有一些声音。如果周围太安静了，外向型的人反而会不适应，外向型个体在安静的环境里难以集中注意力，除非学习内容特别有趣。不同气质特点对延续性刺激也有不同的适应性，因此不同气质类型的个体对于工作的时间安排有不同的方式，抑郁质类型的个体喜欢长时间地进行同一种内容的任务，黏液质个体则能坚持长时间的工作。胆汁质和多血质类型的人，更适于要求迅速、灵活反应的工作，而黏液质和抑郁质类型的人，更适于要求细致持久的工作。对一般性的任务，气质类型对工作效率的影响并不显著，也就是说不同气质类型者的最终工作效率可以差不多，因为每一种气质类型的不足可以通过另一方面的优势来补充，如黏液质个体的速度缓慢可以通过耐心细致来弥补。正是这种补偿作用，气质在一般的工作中显示不出有什么影响；但对某些特殊的工作和职业，就对气质有特殊的要求，如宇航员、飞行员、从事大运动量项目的运动员等，需要有胆有识、较强的抗干扰能力，如果不具备这些特点，就难以有效完成本职工作。因此，在这些领域内更有必要把气质测定作为选拔胜任该项工作人才的一个标准。

气质类型的不同特征的存在表明，行为方式的适宜和有效没有统一的标准。职业的特殊要求需要选择，个体在日常的生活中也需要主动进行选择调整，注意自己的自然倾向性，不断自我发现和自我调节，发现自己的气质特点，形成有效的个人风格。

（4）气质类型与教育：在少年儿童的成长过程中，父母和教师的教育方式影响非常大。教师和父母了解人的气质特点，对于做好教育工作，培养人的良好人格，具有重要意义。

要正确认识和对待不同气质类型的人，培养他们的健康人格。教师应当认识到每一个人的气质都有优点和缺点，都有可能掌握好知识技能，形成优良的人格品质，成为有价值的社会成员。不能误解气质特点，把一些气质具有的容易分心、反应慢、操作精确性差视为学习态度或能力水平的表现，而采取不恰当的方式对待，从而不利于人的发展。了解气质特点对学习行为的具体影响，才能给人以适宜的指导和帮助。教师应依据人的不同气质特征，采取不同的教育策略，利用其积极方面，塑造优良的人格品质，防止人格品质向消极方向发展。

（5）气质与身心健康：气质直接影响人的身心健康，这是因为不同气质类型个体的生理特点及其适应环境的能力是不同的。不同气质类型的个体对于不同意义的刺激有不同的敏感性倾向，也容易形成明显不同的情绪倾向。在特殊情绪或较强刺激下，承受能力的限制会导致适应障碍。例如，根据临床观察，极端的胆汁质和抑郁质是神经症或精神病的主要候补者。过度紧张和长期疲劳，会使胆汁质者的神经衰弱发展严重，成为躁狂抑郁症。而难度较大的任务和不幸的遭遇会使神经脆弱、易受暗示的抑郁质者出现极端自我暗示和情绪化的歇斯底里，或发展为精神分裂症。所以对极端胆汁质和抑郁质类型的个体需要给予特别的照顾。

（三）性格

1. 性格概述　在日常生活中，有的人勤奋，学习、工作认真努力；有的人懒惰，学习、工作拖延马虎、不负责；有的人谦虚谨慎，有的人狂妄自大；有的人待人热情、乐于助人，有的人对人冷淡、自私自利等，这些不同的心理特征是人的性格差异。

性格在英语中为"character"，这一单词源于希腊语，意思是特点、特色、记号、标记。我国心理学界一般把性格定义为，人对现实的态度及与之相适应的、习惯化的行为方式方面的个性心理特征。对性格定义的理解应注意以下方面。

性格是人对现实的态度和行为方式概括化与定型化的结果。人对现实的态度就是对社会、对集体、对他人和对自己的看法和评价，是一个人的世界观、人生观的集中体现。人们生活在社会中，不可能不对各种有关事物产生一定的看法，做出一定的选择，采取一定的行为方式，这个过程就是性格的表现。例如，"孔融让梨"反映了谦让、利他的性格特点；"守株待兔"反映了一个人懒惰、愚顽的性格特点。可见，性格的态度体系并不是孤立存在的，人对现实的态度总是自觉地渗透到人的生活和行为方式中，那些对社会、对工作、对他人抱积极态度的人，在生活中总是为人热情、坦诚，工作认真、勤恳；而对现实持消极态度的人却时常表现出吝啬、斤斤计较、不负责任、独断专行等。人们对现实的态度和与之相适应的行为方式共同构成了人的性格。性格是个体在对现实的态度及其相应的行为方式中表现出来的稳定而有核心意义的心理特征。

2. 性格特征　性格是十分复杂的心理构成物。它有多个侧面，包含了多种多样的性格特征。综观性格构成的各种特性，可以按照以下四个组成部分进行分析。

（1）性格的态度特征：是指如何对待和处理社会各方面关系的性格特征。主要表现在对社会、集体和他人的态度；对待学习、工作、劳动的态度及对待自己的态度。

（2）性格的意志特征：是指一个人在自觉调节自己的行为方式和水平上表现出来的心理特征。主要包括对行为目标明确程度的特征，如是富于自觉性还是盲目被动性，具有独立性还是易受暗示等；对行为自觉控制水平的特征，如有自制力还是缺乏自制力，是持之以恒还是半途而废；在紧急或困难情况下表现的意志特征，如是镇定还是惊慌，是果断还是犹豫不决，是坚定不移还是知难而退；在贯彻执行决定上表现出来的特征，如是严肃认真还是轻率马虎等。自觉性、自制性、果断性和坚韧性是坚强意志的重要特征。

（3）性格的情绪特征：是指情绪的强度、稳定性、持久性及主导心境等方面的特征。

考点

性格概念、特征、分类；A 型行为、C 型行为对人体健康的影响情绪的强度特征，表现在情绪对人的行为活动的感染程度和支配程度及情绪受意志控制的程度上。有的人情绪活动一经发起，就非常强烈，很难用意志加以控制，仿佛整个自我被情绪支配着；有的人情绪体验微弱，容易用意志控制情绪，显得冷静、安宁。情绪稳定性，表现在情绪的起伏、波动的程度上；有的人时而平静，时而激动，忽冷忽热，情绪很易波动；有的人则不易起伏变化，即使遇到挫折，也能保持冷静的情绪。情绪的持久性，表现在情绪活动持续的时间上。有的人情绪体验时间较长，有的人情绪稍现即逝。在主导心境方面，有的人经常精神饱满、欢乐愉快，是个乐观主义者；有的人则经常抑郁消沉、多愁善感等。

（4）性格的理智特征：表现在感知、记忆、思维和想象等认识方面的特点。人的认识活动可以从两个侧面构成人格的结构成分，若考察人的认知水平的差异，便构成能力（智力）特征，若考察人的认识活动特点与风格，便构成性格的认识特征。主要表现在：感知方面的性格特征，有被动感知型和主动观察型、详细分析型和综合概括型、快速感知型和精确感知型、描述型和解释型等；记忆方面的性格特征，有直观形象型与逻辑思维型、快速识记型与精确识记型、保持持久型与迅速遗忘型等；思维方面的性格特征，有独立型与附和型、深刻型与肤浅型、分析型与综合型等；想象方面的性格特征，有主动想象型与被动想象型、狭隘想象型与广阔想象型、创造想象型与再造想象型、现实幻想型与空想型等。

3. 性格的分类　性格，在心理学上指的是人的独特的心理特征的总和。这些特征表现在人的活动方式和情境中。常见的性格分类有三种。

（1）按照心理活动的心理功能可以分为理智型、意志型、情绪型。

1）理智型：这类人常以理智的尺度衡量一切，并支配行动，如对事物的观察偏于精细，或有时粗枝大叶、一扫而过等。

2）意志型：遇事具有明确的目标，行动主动。具体表现为有自制力、果断性、勇敢而任性，或鲁莽、怯懦等意志性行为。

3）情绪型：这类人的情绪体验深刻，举止易受情绪的影响。具体表现在情绪上，比如欢乐、愉快、安乐、宁静，或抑郁低沉、暴怒、烦躁不安等。

（2）按照心理活动的倾向性可以将性格分为内向型和外向型。

1）内向型：内心活动比较突出，好幻想，较孤僻，或深沉文静、庄重羞怯、反应缓慢、顺应困难等，多属于内心活动的表现。

2）外向型：心理活动倾向于外部，如开朗活泼、热情大方、善于交际等。

（3）按照心理活动的独立性可以将性格划分为独立型和顺从型。

1）独立型：具有坚定的个人信念，独立性强，不易受其他因素干扰，善于发挥自己的力量，但喜欢把自己的意志或意见强加给别人。

2）顺从型：顺应性强，易受暗示，容易接受别人的意见，有时会屈从他人的权势。

但是，鲜明突出的性格并不等于就是完美、健全的性格。心理学家认为，性格特征有上百种甚至上千种。所谓完美、健全的性格，并不是这些性格特征的机械组合，而是把许多良好的性格特征有机地统一起来，加以学习、培养、塑造。

然而，我们在现实生活中，又常常表现出双重或多重的性格特征。这就说明，一个人的气质不能改变，但性格是可以塑造的。

（4）按个体对心身疾病的易罹患性可以划分为 A 型行为性格、B 型行为性格和 C 型行为性格。

1974 年，福利曼和罗斯曼（Friedman & Rosenman）描述了 A/B 型人格类型，近年来人们在研究人格和工作压力的关系时，常使用这种人格类型。

1）A 型行为：表现为时间紧迫感、脾气暴躁、容易激动、争强好胜、对人有敌意等。A 型人格的主要特点是性情急躁，缺乏耐性。他们的成就欲高，上进心强，有苦干精神，工作投入，做事认真负责，时间紧迫感强，富有竞争意识，外向，动作敏捷，说话快，生活常处于紧张状态，但办事匆忙，社会适应性差，属于不安定型人格。具有这种人格特征的人易患冠心病。

2）B 型行为：表现为悠闲自得、随遇而安、行为迟缓、顺从安宁、平和等。B 型人格的主要特点是性情不温不火，举止稳当，对工作和生活的满足感强，喜欢慢步调的生活节奏，在需要审慎思考和耐心的工作中，B 型人常常比 A 型人适合，他们属于较平凡的人。对冠心病患者的调查表明，B 型人格只占患者的 1/3。

3）C 型行为：表现为性格克制、压抑情绪、压抑愤怒、易焦虑抑郁、谦虚、谨慎、过度压抑、过分忍耐等。

4）A 型行为、C 型行为与疾病发生：A 型行为易患心血管疾病，C 型行为易患肿瘤。

4. 影响性格形成的因素　人的性格形成发展受到多种因素的制约，概括起来主要有遗传、环境和教育等因素。

（1）遗传因素：遗传是指人从先辈那里继承下来的生理解剖上的特点，如机体的结构、形态及感官和神经系统的特征，特别是脑功能的特点等。这些遗传的生理特点也称遗传素质，是人身心发展的物质基础和自然条件。没有从遗传获得的机体，也就没有个体的发展。与此同时，不同个体之间在遗传素质上是存在客观差异的。每个人表现出来的智力水平和人格特征，在一定程度上受遗传因素的影响。但是，遗传对人的性格形成发展的作用只限于提供物质的前提，提供发展的可能性，它不能决定人的发展。如果离开了后天的社会环境和教育，遗传提供的可能性并不会转化为现实。在正确分析遗传在人发展中的作用的同时，要反对形形色色的遗传决定论。在遗传决定论者看来，人的知识、能力和人格等如同其眼、齿和手指一样，是自然赋予的，是先天得来的，教育和环境对其是无能为力的，即人们的遗传素质决定着一切。遗传决定论者完全用生物学的观点分析人的发展，否定社会环境对人的发展产生的巨大影响，贬低教育的巨大作用，是极其片面和有害的。

（2）环境因素：环境即围绕在人们周围、对人的发展产生影响的外部世界，它包括自然环境和社会环境两个方面。在人的性格形成发展中，社会环境起着更为主导的作用。环境影响人，主要是通过社会环境实现的。社会环境包括社会文明的整体水平，即社会生产力的发展水平、社会物质生活条件及社会的政治经济制度和道德水准，其中最主要的是社会发展的程度和个人拥有的社会关系。环境对青少年发展的影响虽然是经常的和广泛的，但这种影响在大部分情况下是自发的、分散的和偶然的。它对人的性格形成发展有时可能起有利的、积极的影响，有时可能起不利的、消极的影响。人并不是被动、消极地接受环境的影响。由于人所具有的主观能动性，人在环境面前并不是无能为力的，人不但能正确认识外部世界，还能主动改造世界，不仅是环境改造人，人也可以反过来改造环境，通过改造环境来更好地适应外部环境。那种认为人的发展是由环境消极决定的环境决定论是错误的。

（3）教育因素：人的性格形成发展是在遗传、环境和教育的影响下实现的，其中教育在人的性格形成发展中起主导作用，这是因为：①教育是一种有目的、有计划、有组织、系统的培养人的活动。它根据一定社会发展的要求，以及青少年身心发展的规律，选择适当的教育内容，采取有效的教育方法，对人进行系统的教育和训练，保证了人的发展方向，从根本上消除了环境对人的影响的自发性和盲目性。②教育是教师根据一定社会发展的要求，对青少年施加影响，促进他们获得全面发展的活动。③在人的一生中，青少年时期是最需要受教育也最适宜受教育的时期。青少年时期正是长知识、长身体和世界观逐步形成的重要时期，他们的知识比较贫乏，经验不足，独立思考问题的能力和判断是非的能力还不强，其成长有赖于正确教育的引导。由于青少年身心发展的特点，教育所起的作用是主导的。

影响我们性格的除了心理素质外，更重要的是社会实践。在社会实践中，人的性格会得到发展和改变。所以，我们要不断地、主动有意识地加强自己的品德修养，在社会活动中，多表现性格积极的方面，控制消极方面的表露，就会在不知不觉中，使自己的性格得到改变，成为有修养、讲道德的人。

四、自我意识

（一）自我调控系统

考点
自我调控
系统的三
个子系统；
弗洛伊德
的人格结构

自我调控系统是人格中的内控系统或自控系统，具有自我认知、自我体验、自我控制三个子系统，其作用是对人格的各种成分进行调控，保证人格的完整、统一与和谐。

1. **自我认知**　是对自己的洞察和理解，包括自我观察和自我评价。

2. **自我体验**　是伴随自我认知而产生的内心体验，是自我意识在情感上的表现。

3. **自我控制**　是自我意识在行为上的表现，是实现自我意识调节的最后环节。

（二）弗洛伊德的人格结构

弗洛伊德将人格结构分为三个层次：本我、自我和超我。

1. **本我**　位于人格结构的最底层，是由先天的本能、欲望所组成的能量系统，包括各种生理需要。

2. **自我**　是从本我中逐渐分化出来的，位于人格结构的中间层。其作用主要是调节本我与超我之间的矛盾。

3. **超我**　位于人格结构的最高层次，是道德化了的自我，由社会规范、伦理道德、价值观念内化而来，其形成是社会化的结果。

自测题

一、A₁/A₂型题

1. "入芝兰之室，久而不闻其香"，说明（　　）

A. 嗅觉的绝对感觉阈限较高

B. 联觉现象

C. 感觉的对比

D. 感觉的相互作用

E. 感觉的适应

2. 关于情绪以下哪一项描述不正确（　　）

 A. 具有鲜明的情景性

 B. 深刻性

 C. 短暂性

 D. 常有明显的外部表现

 E. 常与个体的生理需要相联系

3. 形容某人工作勤奋，是体现其人格中的（　　）

 A. 性格特征　　B. 气质特征　　C. 能力特征

 D. 动机特征　　E. 兴趣特征

4. 气质的生理基础与以下哪一项有关（　　）

 A. 体液　　　　　B. 血型

 C. 内分泌活动　　D. 高级神经活动类型

 E. 体型

5. 从近距离观察某一座标志性建筑时，虽然落在视网膜上的成像会很大，但并不改变我们对其实际大小的知觉，这是因为知觉的（　　）

 A. 理解性　　B. 整体性　　C. 选择性

 D. 错觉　　　E. 恒常性

6. 人类积累经验和知识的重要记忆形式是（　　）

 A. 感觉记忆　　B. 瞬时记忆　　C. 短时记忆

 D. 长时记忆　　E. 信息编码

7. 关于性格以下哪一项叙述不正确（　　）

 A. 性格是人格的核心

 B. 性格特征无好坏优劣之分

 C. 性格表现在对现实的态度上

 D. 性格具有较大的可塑性

 E. 家庭教育与性格形成关系密切

8. 做梦是一种（　　）

 A. 妄想　　　B. 有意想象　　C. 无意想象

 D. 创造想象　　E. 幻想

9. 有关心理现象的实质以下哪一项叙述不正确（　　）

 A. 客观现实是心理活动的源泉和内容

B. 脑是产生心理的器官

C. 是人脑对客观现实的客观反映

D. 人的社会化对人的心理发展具有重要意义

E. 是人脑对客观现实带有主观色彩的反映

10. 观察力、记忆力、逻辑思维能力等属于（　　）

 A. 模仿能力　　B. 特殊能力　　C. 一般能力

 D. 操作能力　　E. 创造能力

二、A₃/A₄型题

（11～15题共用选项）

 A. 需要　　　　　B. 想象　　　　　C. 注意

 D. 错觉　　　　　E. 意志

11. 人类制定行动目标，调节自身行动，克服困难，努力实现预定目标的心理过程为（　　）

12. "杯弓蛇影"的寓言反映以下哪一心理现象（　　）

13. 对已有的表象进行加工改造，并形成新形象的过程称为（　　）

14. 属于人格倾向性的内容是（　　）

15. 伴随心理过程并在其中起指向和集中作用的心理活动是（　　）

（16、17题共用选项）

 A. 指向性和集中性　　B. 形象性和新颖性

 C. 间接性和概括性　　D. 直接性和整体性

 E. 整体性和理解性

16. 知觉的特征是（　　）

17. 思维的特征是（　　）

（18、19题共用选项）

 A. 认识、情感和意志

 B. 能力、气质和性格

 C. 自我认识、自我体验和自我调整

 D. 心理过程和人格

 E. 人格倾向性和人格特征

18. 人格特征可以分为（　　）

19. 心理现象一般可以分为（　　）

（章　虹）

第3章

心理健康

新时代是一个崇尚健康的时代，人们不仅重视生理健康，还注重心理健康，对心理健康的认识上升到了新的高度。学习心理健康知识，有助于维护和促进个体心理健康，有助于预防心理疾病。

第1节　心理健康概述

一、心理健康的概念及其标准

考点
心理健康
的概念、
标准

1946 年，世界心理卫生联合会在第三届国际心理卫生大会上将心理健康（mental health）定义为，在身体、智能及感情上与其他人的心理健康不相矛盾的范围内，将个人心境发展成最佳的状态。在本次大会中，还曾认定心理健康的标准为：①身体、智力、情绪十分调和；②适应环境、人际关系中彼此能谦让；③有幸福感；④在工作和职业中，能充分发挥自己的能力，过着有效率的生活。

（一）心理健康的概念

心理健康是指有利于个体身心发展，使工作、学习有效率，维持良好生活质量的适宜的心理状态。其主要表现为在社会环境中，能正确认识自我，保持正常的自我调控能力；个性特征完善，人格健全；适应环境，人际和谐，使心理保持平衡协调。

（二）心理健康的标准

美国心理学家马斯洛和密特曼提出心理健康的十条标准。

（1）有充分的安全感。

（2）能充分了解自己，并对自己的能力做出适当的评价。

（3）生活的目标切合实际。

（4）不脱离现实环境。

（5）能保持人格的完整与和谐。

（6）善于从经验中学习。

（7）能保持良好的人际关系。

（8）适度地发泄情绪和控制情绪。

（9）在不违背集体利益的前提下，能有限度地发挥个性。

（10）在不违背社会规范的前提下，能恰当地满足个人的基本需要。

我国学者总结了心理健康的七条标准。

1. 智力正常　智力包括观察力、注意力、记忆力、思维力、想象力和实践活动能力等方面，智力正常是个体完成生活、学习、工作最基本的心理条件。个体正常生活和社会活动应具备正常的智力。智力低下的个体在环境适应、学习、工作和生活中比较困难，易出现心理障碍。严重智力低下的个体社会功能受损，难以进行生活自理。

2. 善于调节与控制情绪　情绪健康是心理健康的重要组成部分。情绪稳定和心情愉悦是情绪健康的主要标志，表现为稳定而愉快的情绪状态，乐观开朗，富有朝气，对生活充满希望，对自我感受良好而舒适。反之，如果情绪不稳定，常处于不良的情绪状态，不能适度表达和调控，情绪反应与环境不相适应，则容易导致心理失衡或心理危机甚至精神错乱。因此，要学会合理表达情绪，善于调节和控制自己的情绪，以保持心理健康。

3. 具有较强的意志品质　意志特征在个体认识过程中占有重要地位，是心理健康的重要标志。意志健全的个体在行动中的自觉性、坚韧性、果断性和自制力等方面都表现出较高的水平。较强的意志品质使个体活动有自觉目的性，善于分析，在困难面前能采取合理的反应方式，心理承受能力较强，具备基本的独立生活和学习能力，基本上能够解决日常问题，而不是盲目行动，畏惧困难，顽固执拗。

4. 和谐的人际关系　社会交往能力是一个人心理健康水平的重要标志。个体总是处在一定的社会关系中，和谐的人际关系既是一个人心理健康不可或缺的条件，也是个体获得心理发展的重要途径。和谐的人际关系表现：①乐于与人交往，人际关系稳定而广泛，又有知己的朋友；②在交往中人格保持独立而完整，正确认识自我，不卑不亢；③能客观评价他人，取长补短，宽以待人，乐于助人；④在交往中动机端正，积极主动，乐观向上。

5. 保持人格的完整与稳定　人格反映个体整体的精神面貌，是具有一定的个性心理倾向的各种心理特征的总和。人格的完整与稳定表现在能力、气质、性格、动机、兴趣、理想、信念、世界观等方面和谐发展，不存在明显缺陷与偏差，具有正确的自我认识，能以积极进取的人生观作为人格的核心，把自己的需要、目标和行动统一起来，在实践中充分发挥自己的潜能并实现自己的价值。反之，如某个时期出现人格突变，可能是精神障碍，是某种适应不良的反应。但是，也有些疾病（如人格障碍）在很多情况下于童年时期或更早的时候就有适应不良行为，它可持续到青年、中年甚至终生。心理健康的最终目标是保持人格的完整性和稳定性。

6. 良好的社会适应能力　在生活实践中，社会适应良好表现为能够正确认识自我，接纳自我，自觉调节自我，客观看待外界，保持心理的平衡与协调，缩短"理想我"与"现实我"的差距，面对现实，不逃避、不退缩，把握现实，主动适应现实。能动地适应和改造环境，正确看待挫折，并采取合理措施应对困难。反之，不能有效地处理与周围环境的关系，逃避现实，是导致心理障碍、心理疾病的重要原因。

7. 心理活动特点应符合年龄、性别特点　个体发展过程中的每个阶段都有不同的特征，人的心理行为表现应与生理发展阶段相符。心理健康者应具有和同年龄的多数人相符合的心理行为特征。若一个人的心理行为严重偏离自己的年龄阶段特征，往往被视为心理异常的表现。

链接　心理亚健康

亚健康是指人在身体、心理和社会环境等方面表现出的不适应，是介于健康与疾病之间的临界状态。亚健康的心理表现多种多样。美国心理学家梅尔杰斯归纳为情绪低落、自卑、放任冲动、角色混乱四大特征。也有心理学家指出，现代人陷入心理亚健康状态的七大信号如下。

（1）焦虑感：烦恼不堪，焦躁不安，生气勃勃的外表下充满无奈。

（2）罪恶感：自我冲突，自责、羞怯和内疚。

（3）疲倦感：精疲力竭，颓废不振，厌倦。

（4）烦乱感：感觉失序，一团糟。

（5）无聊感：空虚，不知该做什么，不满足，但又不想去尝试。

（6）无助感：孤立无援，人际关系如履薄冰。

（7）无用感：缺乏自信，觉得自己毫无价值，有一种一无是处的感觉。

二、影响心理健康的心理与社会因素

考点
影响心理
健康的因
素

随着世界经济的发展，尤其是工业化进程的加速，社会人口老龄化趋势及人们面临的各种心理社会压力不断增加，如今威胁人类生命的疾病谱和死因结构已发生变化。目前，越来越多的研究证实，心理社会文化因素对许多常见疾病的发生、发展和防治有着重要影响。

（一）心理因素

心理因素对健康的影响是指个体的认知、情绪、人格特征及行为方式等，在人类健康和疾病的相互转化过程中具有重要作用。

1. 认知能力　个体认知能力不足、歪曲或认知障碍均可使个体难以客观评价外界刺激，阻碍其做出合理的决定，使处理失效，增加挫折机会，导致其健康状况恶化。

2. 情绪状态　愉悦、稳定而持久的积极情绪可使人的大脑及整个神经系统处于良好的活动状态，有利于个体发挥潜能，提高活动效率，有助于保持身体各器官系统功能正常，使之身心和谐，促进身心健康。反之，消极的情绪可对人的身心产生不利影响，损害人的身心健康。例如，愤怒、焦虑、恐慌等负面情绪易造成机体的心血管功能紊乱，产生高血压、冠心病等；长期压抑悲伤，易导致胃肠神经功能紊乱，产生溃疡病或慢性溃疡性结肠炎。

3. 人格特征　人格是影响个体身心健康的重要因素。研究结果表明，一些心身疾病具有其独特的人格特征。例如，与哮喘有关的人格特征是过分依赖、幼稚、希望受人照顾、受暗示性高；与癌症有关的人格特征是自我克制、情绪压抑、倾向于防御与退缩反应等。

（二）社会因素

社会因素是指与个体心理健康有关的社会环境中的各类事件，包括生活、学习和工作状况等方面。

1. 生活环境因素　生活条件差，物质贫乏，有不良的生活习惯，如抽烟、酗酒等，都不利于个体身心健康。工作环境恶劣、超负荷工作、胜任力不足及居住条件较差、经济收入低等，也都会使人产生焦虑、烦躁、愤怒、失望等不良的心理状态，从而影响人的心理健康。此外，生活环境突变也会使个体产生心理应激，由此带来心理的不适。

2. **重大生活事件与突变因素**　生活中的各类变化，尤其是遇到突变事件，常会导致心理失常或精神疾病，比如家人去世、失恋、离婚、天灾、疾病等。当个体在经历这些生活事件时，需要付出精力去调整和适应，对抗各类压力。因此，如果在一段时间内发生的负性事件太多或事件较严重、突然，个体的身心健康就很容易受到影响。

3. **文化教育因素**　教育因素包含家庭教育和学校教育。从个体心理发展来看，影响个体心理健康的主要因素为早期教育和家庭环境。研究表明，如果个体早期环境单调、贫乏，将会阻碍其心理发展，抑制其潜能的发展；而获得良好照顾、接受丰富刺激的个体则发展顺畅，有助于其获得较高成就。此外，亲子关系、父母的教养态度及方式、家庭的类型等也是个体心理健康的影响因素。早期亲子关系良好，获得充分父爱、母爱及肯定、赞赏、鼓励的儿童，容易获得安全感和信任感，有助于成年后建立信任的人际关系，提高社会适应能力。

4. **生态环境因素**　城镇化进程加快，人口密度较大，环境污染，如噪声、水质、空气污染；气象状况，如气候变暖、沙尘暴等都可以直接或间接损害个体的身心健康。

5. **社会支持因素**　社会支持是指来自家庭、亲友和社会各方面（同事、组织、团体和社区等）的精神上和物质上的帮助和援助。一般认为，社会支持的积极效果是缓冲各种外界刺激所致的紧张，但如果使用不当，则可起相反作用。在医院环境中尤应注意：①物质支持适当，不恰当的物质支持可能会加重患者的心理负担；②注意社会认可性，如多数癌症患者刚入院时不愿将病情公开化，回避谈论病情；③尊重患者的自尊心，慎重选择社会支持方式，注意受支持者的需求与人际关系的变化。

三、判断心理正常与异常的标准

（一）异常心理的概念

正常的心理活动具有三大功能：能保障个体作为生物体健康生存与发展；能保障人作为社会实体正常开展人际交往，正常担负社会责任，使社会组织正常运行；能使人类正确认识客观世界的本质及其规律，创造适合人类生存和发展的环境条件。

个体的正常心理是普通心理学的主要研究内容，与心理发展及社会生活发展相一致。异常心理是偏离正常人心理活动的心理和行为，又称为"变态心理"。心理活动异常的人往往丧失了正常心理活动的三大功能，从而无法保证个人的正常生活，会随时破坏个体的身心健康。

（二）正常心理与异常心理的区分

正常心理与异常心理之间常识性的区分方法可以归纳为如下四点。

1. **离奇怪异的思想、言谈和行为**　假如有人对你说，"我是联合国大使，暖水壶变色了，有人要逃跑，我要去上学，医生说他是蘑菇，我一会儿去月球看看，薛宝钗总是不管我死活，我要去见孙悟空……"又如，你见到一人无故披头散发，满脸泥垢，四处乱窜……这时，你虽然不是心理学家或精神科医生，也可以判断，他们的言行是异常的。

2. **过度的情绪体验和表现**　假如，一个人终日低头少语，行动缓慢；与人交谈十分吃力，应答缓慢，未言语泪先流；对生活失去信心，兴趣减退或丧失，感觉现实生活毫无希望；或者一个人彻夜不眠，时而高歌，时而跳舞，语言兴奋，滔滔不绝。这时，你

考点
异常心理的概念；
正常心理与异常心理的区别

可以依据自己的生活经验断定，他的行为偏离了正常。

3. 自身社会功能不完整　不能正常工作、学习和生活，无法进行社会交往等。例如，一个人不敢与人目光接触，不敢与人交谈，因而不敢见人，无法进行正常的社交活动。

4. 影响他人的正常生活　当你在正常的休息时间不断被同一个人电话骚扰时，你可能会很气愤，然后会想："这是为什么？"当你从自身找不到任何原因时，你可能会判断："对方的精神可能有问题！"这同样是依据生活经验做出的判断。

（三）正常心理与异常心理的判断标准

正常心理与异常心理的判断，难以统一标准。异常心理与正常心理有时有着本质区别，有时可能只是有程度的不同。一般遵循以下四条判断标准。

1. 医学标准　又称症状和病因学标准。这一标准源于医学的诊断方法，它是根据病因与症状存在与否，通过各种医学检查，找到引起异常心理症状的生物性原因，以此判断心理活动的正常或者异常。这种标准是十分有效的，但有些心理障碍可能没有明显的器质性变化。

2. 统计学标准　在取样统计中，某一心理特征的人数频率多为正态分布。这样，一个人的心理正常或异常，可以其偏离平均值的情况为依据，居中的大多数人为正常，而居两端的少数人则为异常。以统计数据为依据，确定正常或异常的界限，多以心理测验为工具。统计学标准提供了心理特征的量化资料，其操作简便易行。但是，这种标准也有其局限，因此其普遍性也只是相对的。

3. 内省经验标准　这一标准是医生凭借自己的临床经验和对于心理异常的日常行为经验或患者的主诉去判断心理活动的正常与否。这种方法的主观性很大，很大程度上受医务人员和研究者体验及经验的影响，需要丰富的临床经验。

4. 社会适应标准　这一标准是较为普遍的，它是以社会准则为标准衡量人的心理活动是否与社会的生存环境相适应，并从个体对社会、集体、人际关系、自我的态度和习惯的行为方式来观察正常与否。适应者属正常，不适应者属异常。如果个体心理行为与社会常模不相适应，便被认为可能存在心理行为方面的问题，甚至心理行为障碍。该标准要考虑社会环境因素的差异，如不同国家、民族、地域风俗文化有所不同，社会常模也有所不同。

第 2 节　儿童及青少年心理健康

一、胎儿期及婴儿期心理健康

（一）胎儿期心理健康

从精卵细胞结合至胎儿出生后脐带结扎为胎儿期，这个阶段胎儿完全依赖母体。因此，胎儿期的心理保健其实就是注重母亲的心理健康。

1. 注意营养，增强体质，减少疾病　胎儿的正常发育需要母体摄入适量营养，营养不足和营养过度均会对其产生影响，尤其影响智力发育。因此，对于孕妇的营养，应保证母亲和胚胎发育的需要，提供高蛋白质、低脂肪、多种维生素及含钙、碘、铁、铜、锌等无机盐的饮食。妊娠早期，避免病毒感染。孕妇内分泌失调、甲状腺功能低下，易使新生儿患痴呆症。此外，孕妇应做好产前检查，尽量避免生产和分娩时出现胎儿缺氧和窒息现象。

2. 避免烟酒和药物等不良刺激　在胎儿期间，父母的不良习惯会影响胎儿的发育，如父母酗酒、大量吸烟、吸毒、药物依赖等可增加婴儿死亡率。烟可使胎儿缺氧，酒精可使胎儿中毒，还有一些药物如某些抗生素（链霉素、卡那霉素、磺胺类药物、四环素等）、抗癫痫药物和抗精神病药物，对胎儿有毒性作用，尤其是激素和抗肿瘤药物更为明显，可致胎儿多种畸形，故在妊娠期间要特别注意。妊娠早期接触放射线可引起胎儿小头、脊柱裂、腭裂、颅骨缺损等畸形，应加以避免。

3. 保持情绪稳定、心境良好　如果经历生活动荡、亲人去世、经济困难等负性事件，孕妇容易发生情绪波动，会影响内分泌和血液成分，从而影响胎儿的正常发育。情绪波动，容易导致产程过长或发生难产，长期处于忧虑状态的孕妇常会发生早产。因此，孕妇应保持规律的生活，心情愉悦，情绪稳定，避免生气、过度狂欢等不良刺激。

4. 胎教　胎教对胎儿的生理和智力发育大有帮助，胎教的主要方法如下。

（1）音乐胎教：优美的音乐能促进孕妇分泌适量有益健康的激素和酶，起到调节血流量和兴奋神经细胞的作用，从而改善胎盘供血状况，增加血液中的有益成分。音乐胎教从 5 个月开始，每天 1～2 次，每次 5～20 分钟，孕妇距音响 1～2 米，选择自己喜欢的胎教音乐（最好不带歌词），随明朗轻快的乐曲声，做自由的情景联想，达到心境平和、心旷神怡的意境，可促进胎儿感官功能的发育。

（2）言语胎教：与胎儿进行情感交流，主要做法是父母经常隔着腹壁呼唤、对话、唱歌与胎儿交流，把父母的情感信息传递给胎儿。有研究表明，父母在孕期经常喜欢与胎儿"聊天"的，子女出生后常常言语乃至智力发育都好于一般孩子。

（3）运动胎教：从妊娠 6 个月开始进行抚摸训练。主要方法：孕妇排空大（小）便后仰卧床上，腹部放松，双手由上而下、由下而上、从左向右、从右向左慢慢沿腹壁抚摸胎儿，每日 5～10 分钟，可促进胎儿神经肌肉的发育和触觉、平衡觉、肢体运动的发展。

（二）婴儿期心理健康

0～3 岁称婴儿期，是个体生长发育最快的时期，语言发育快，自我意识增强，是早期开发智能的最佳时期。不过，这一时期婴儿易发生消化功能紊乱和营养缺乏，易患感染疾病，应从以下几方面抓起。

1. 营养保障　母乳营养丰富、经济、卫生、便捷，是婴儿最佳的喂养方式。一方面母乳温度适宜，营养丰富，含有机体需要的各种营养物质，尤其是可提供足量的优质蛋白质，有利于小儿智力发育，还含有多种抗体，可增强婴儿免疫力，是牛奶、羊奶和其他人工奶制品所无法比拟的。另一方面母乳喂养利于母婴情感交流，利于婴儿心理健康。通过视、听、抚摸、拥抱和亲昵，增强孩子的安全感，使其获得爱的感受，可缓解儿童皮肤饥饿感，使大脑的兴奋和抑制过程协调，情绪安定，疲劳解除，促进大脑发育。

2. 充足的睡眠　是保证大脑发育和心理健康的重要条件。新生儿平均每天需睡 20 小时左右；6 个月婴儿需睡 16～18 小时；1 岁时需睡 14 小时左右。睡眠环境需安静、光线柔和、空气清新、床铺舒适等。有些婴儿有不良的睡眠习惯，如蒙头睡觉，要人抱着、拍着、搂着入睡，或含乳头入睡等，需注意改善。

3. 科学断乳　世界卫生组织建议纯母乳喂养应至少坚持 6 个月，条件允许的情况下可继续母乳喂养至婴儿 2 岁。婴儿一般在 10～12 个月断乳，这是第一次"生理性断乳期"。过早断乳或过迟断乳，都不利于身心发育和健康。婴儿从 6 个月开始可逐渐增加米粉、稀粥、面条、菜泥、肉泥、果泥等辅助食品，为断乳做准备。断乳过急或与婴儿暂时分离，甚至采取强迫手段往乳头上涂辣椒水、苦瓜汁等，都能引起婴儿较大的情绪波动，如哭闹、拒食、夜惊等，影响孩子的身心健康。

4. 训练　给予感知觉刺激，对婴儿进行感觉动作、言语和大小便的训练，可促进其生理功能和心理活动健康发展。

（1）感官训练：可以从 2 个月开始，有意识地为孩子提供视听触觉等刺激，特别是对皮肤前庭肌肉关节感受器的刺激，如在婴儿上方挂彩色气球、彩灯、图画及播放悦耳优美的音乐等。对 4～5 个月的婴儿可利用玩具逗引或由成人协助学习翻身；6 个月以后可训练其用手抓握物品；10 个月后可训练其站立走路。通过抓东西、爬行、站立、迈步、走路、荡秋千、平衡台等训练，完善感觉功能的协调性，促进脑发育，有利于完成感觉整合功能。

（2）言语训练：越早越好。在婴儿言语发展的准备阶段，婴儿发音发展分为三个阶段，即简单发音阶段（0～4 个月）、多音节阶段（4～9 个月）、有意义的语音（即学话萌芽）阶段（9～12 个月）。1.5～2.5 岁是婴儿获得母语基本语法的关键期。因此，从出生起父母就可与孩子交流；1 岁左右教单词，讲简单故事，教唱儿歌等；2～3 岁是婴儿学习口头言语的关键时期，可进行完整句式的学习。

（3）大小便的训练：一般从 18 个月开始大小便的训练，训练小儿控制大小便的能力，养成有规律的良好卫生习惯。训练要耐心、和蔼，本着赞扬、鼓励的原则。有研究表明，过早要求孩子自我控制大小便或采取打骂斥责来训练，不但使训练过程延长，而且孩子容易留下心理创伤，表现出紧张、恐惧或自卑，造成心理疾病如尿频、尿急、夜尿多等。

链接　婴儿依恋的情感需要

依恋是指个体与对其有特殊影响的人（如抚养者）所建立的深厚情感联结。在出生后 6～18 个月这段时间，婴儿由于认知能力的发展，对母爱的需要更加迫切。研究者发现，孤儿院、育婴堂里的儿童除了在洗澡、换尿布或喂奶时，与照顾者有短暂接触外，几乎很少有与他人的情感交流。这些儿童表现出明显的生理发育迟缓，语言发展缓慢，表现出孤独，对照顾者没有兴趣，因情感不能得到满足而表现出情感饥渴。长大以后，这些儿童更多地表现出社会性不够成熟，过分依赖成人或者更多地发脾气，活动过度，攻击性强，有欺骗及破坏行为。而那些很早被收养，生活在完整家庭中的儿童，重新得到母爱和关心，其情绪、社会性和认知能力都能得到正常的发展。

考点
幼儿期心
理健康

二、幼儿期心理健康

3～6 岁为幼儿期，即学龄前期。3 岁左右自我意识进一步增强，出现独立的愿望、自行其是，被称为"第一反抗期"。性别认同开始发展，能区分男孩、女孩。幼儿时脑的重量接近成人，神经纤维髓鞘已基本形成。语言进一步发展、词汇掌握明显增多，大脑控制、调节能力逐步增强。主要心理特点是认知能力、情感、意志和个性开始形成，情绪不稳定、易变，容易受外界事物影响。开始出现逻辑思维和判断推理，模仿力极强，活动形式仍以游戏为主。因此，幼儿期心理健康应注意以下几点。

1. 创造温馨和谐的家庭环境　父母是孩子的第一任教师，其言行举止会在潜移默化中影响孩子，所以父母要以身作则，互敬互爱，父母要态度一致，言行一致，理智克制自己的不良习惯，积极进取、勤奋、热情，为孩子做榜样。反之，家庭关系不和谐，父母争吵不休，可能会给孩子幼小心灵留下阴影，不利于孩子的健康成长，易出现退缩、自卑、好斗、攻击等不良行为。此外，父母溺爱孩子，过度保护，容易使孩子形成以自我为中心、任性、自私、缺乏独立性、怯懦等不良性格特征。

2. 培养独立自主的生活能力　幼儿三四岁时，随着自主意识的发展，自主欲求也逐渐提高。婴儿非常乐意在母亲的怀抱中做各种游戏，但进入幼儿期后就逐渐与母亲拉开距离。幼儿的活动范围逐渐扩展，不再全面依赖母亲，向一定程度的自立发展。对各类事情都想"我自己做"，对于父母的帮助、指示、阻止常常用"不"来反抗。对父母的反抗行为是个体发展中的正常现象。这时，父母需因势利导，多让孩子去尝试、实践，如鼓励孩子自己穿衣、系鞋带，自己吃饭，自己整理玩具、洗脸刷牙、梳头等。父母可给孩子帮助、鼓励，不要因孩子反抗而烦恼。在这一阶段中，如果父母教育过于严厉或者过于溺爱，剥夺孩子自主发展的机会，孩子没有出现反抗行为，成人后则易出现主动性和自主性缺乏的倾向。

3. 鼓励孩子在游戏中学习成长　幼儿可在游戏中学习，在游戏中成长。通过多种形式的游戏，幼儿各种动作协调能力、认知能力、情绪表达和控制能力、人格都得到很好的锻炼。对于一些退缩、害羞的孩子，可创造良好的条件，鼓励他们与同伴一起游戏，教给他们如何更好地与人交往，如何恰当地表达和控制情绪，以及如何处理内心的焦虑与冲突。通过游戏可以培养幼儿的自觉性和道德品质，锻炼幼儿的意志和性格。此外，幼儿在游戏中，由于扮演角色的需要，必须积极地、有目的地去观察、去思考、去记忆，这可促进孩子们的观察力、想象力等认识能力的发展，锻炼其身体的技能。

4. 锻炼言语，促进思维活动的发展　父母可以在幼儿稍大些时给他读书、讲故事，通过读书、讲故事向他们灌输正确的为人处世的生活哲理，传授科学知识，培养他们具有良好的心理品质，净化心灵和鼓励他们将来奋发学习，做一个对社会有贡献的人。通过提问互动的方式，促进幼儿思维活动的发展。父母需耐心对待幼儿的发问，不厌其烦地、正确地用浅显易懂的语言给予解答，并积极肯定孩子好奇、探索新事物的各种求知表现，从而促进幼儿智力发展和认识能力的提高。

5. 培养良好的生活和行为习惯　父母需以身作则，言行一致，言传身教，成为子女的表率，并促使幼儿不断克服自身的缺点和不良习惯，科学进食，如进餐时不看电视，少吃零食，尤其是甜食；养成良好的卫生习惯，做到餐前便后洗手，不喝生水，勤剪指甲，勤洗澡。

6. 促使幼儿情绪与情感的发展　幼儿期是情感活动发生、发展的重要时期。个体情感品质的培养需从幼儿时期开始。幼儿情绪与情感体验趋于复杂化，如幼儿会根据喜欢程度选择交往对象、玩具等，并在其中体验愉快、幸福的感受，逐渐产生对他人的同情感，如对小动物的死表示难过、同情等。家长可抓住契机引导幼儿表达情感，培养良好的情感活动。

三、儿童期心理健康

6～12岁年龄段为儿童期。儿童期是儿童开始进入小学学习的时期，儿童大脑和神经系统的发育表现出均匀和平稳的特点，注意的稳定性增强，口头语言发展迅速，词汇量不断增加，开始进行书面语言的训练，思维方面得到很大发展。这一时期，学习开始成为儿童的主导活动，同时社会交往范围、生活环境发生较大变化。儿童期需注意以下几个方面。

1. **激发学习动机**　家庭和学校需协助孩子做好入学准备，开展入学教育；学校要营造良好的环境，热情欢迎新生。家长和教师需培养学生浓厚的学习兴趣，教授科学的学习方法，适时鼓励。教师对学生应一视同仁，公平公正，正确引导淘气的学生，注意沟通方式，避免不恰当的批评方式，注意保护儿童的自尊心。

2. **培养积极的个性特征**　培养合群的性格，引导儿童积极主动与同伴相处，这种性格是健康人格的重要素质。锻炼儿童坚强的意志，首先，应培养儿童独立生活的能力；其次，要求儿童完成一些力所能及的事情。培养儿童宽广的胸怀，学会欣赏他人，做到严于律己，宽以待人，取长补短。

3. **维护和培养自信心**　按埃里克森的发展阶段论，这一时期的孩子主要应对勤奋、自卑的发展危机。因此，家长和教师需给他们独立思考和表达自己意见的机会，鼓励孩子勇敢表达自己的想法，大胆尝试，忌包办代替。同时，以培养勤奋的品质为主，多赞美，多鼓励，忌随意性地批评和挑剔。

4. **培养良好的行为规范**　儿童期是行为习惯养成的重要时期，对个体发展影响深远。主要包括以下方面。

（1）培养儿童良好的饮食习惯和作息规律，按时睡眠，按时进餐，不吃零食，不挑食。

（2）养成良好的卫生习惯，餐前便后洗手，勤理发、洗澡、剪指甲等。

（3）培养良好的道德品质，爱家庭、爱学校、爱祖国、爱学习、爱劳动；关心集体，尊敬他人，团结互助；不乱扔垃圾，不随地吐痰，不乱涂乱画。

5. **及时纠正不良行为**　儿童期自控力不足，辨别能力有待提高，儿童可能会出现撒谎、逃课、盗窃、咬指等不良行为。对此，家长和老师需深入了解原因，根据儿童心理特征，及时发现，耐心引导，及时纠正。忌当众斥责而伤害其自尊心。

四、青少年期心理健康

12～18岁为青少年期，又称青春期，是个体由童年向成年过渡的时期。这个阶段，个体的生理发育、心理和社会性发生急速变化，发展日趋成熟。认知能力明显提高，有意识记能力增强，注意品质提高，逻辑思维发展迅速，思维形式和思维内容分离，抽象逻辑思维渐趋主导地位。随着自我意识的发展，这一时期的少年对一系列"我"的问题开始反复思考，是自我意识的第二次飞跃，进入"心理断乳期"。表现为渴求独立、富有激情、争强好胜、积极向上、憧憬未来，但是很敏感，情感丰富，情绪波动较大，躁动，自控能力较差。当独立性与依赖性、理想我与现实我、交往需要与自我封闭、性意识发展与性道德规范等发生矛盾时，如果处理不当，则容易导致许多心理问题或社会问题。这一时期，青少年心理健康教育需注意以下几个问题。

1. 引导树立正确的自我意识　由于自我意识的飞跃发展，青少年进入"心理断乳期"也称第二反抗期，要求自治，摆脱成人监护的一种独立意向。但是，由于发展不协调，他们的心理能力其实是滞后于自我意识的，呈现出难以应付的"危机感"。因此，对于这一阶段青少年独立意识的发展倾向，父母和教师需在其反抗期到来之前做好心理准备，注意调整与他们的关系，进行双向心理交流，理解他们真实的内心世界，尊重其独立自主的要求，遇事多与其商量，以友相待，缩小心理距离，恰当维护其独立性和创造性。

2. 开展科学的性教育　随着第二性征和性功能的发展，当男孩开始遗精、女孩开始月经初潮时，由于性知识的缺乏，他们会不知所措。此外，这一时期的青少年出现性好奇和对异性的朦胧感，渴望并想象去接近异性；表面上互相回避疏远，实际上却在仔细关注着对方的举止言行和身体变化。这种朦胧的好奇心和欲望感因为环境和舆论的限制，往往不得不被压抑，使其莫名烦躁和不安。因此，家长和老师需要有步骤、系统地向青少年介绍科学的性知识，让他们正确认识性生理和性心理的本质，树立正确的性观念、性道德，更重要的是要开展生理卫生、正确的避孕方法等性教育，避免不安全的性行为。

链　接　　青春期几种性困扰问题

1. **性梦**　青年人往往在梦中出现带情色的梦境，称为性梦。可能与性激素超水平和睡眠中性器官受刺激（如有小便或内裤穿得太紧）有关，梦境越生动，肉体的快感越大，醒后越感到轻松。应指导青年养成良好的生活规律，内衣内裤要宽松，被子不要太厚，注意性器官卫生，及时治疗各种疾病。

2. **自慰**　是人对性欲和性冲动的一种暂时行为，青少年自慰发生率较高，有人统计男性自慰近 98%，女性自慰为 78%，而社会上流传着"一滴精十滴血""自慰引起肾亏，会伤元气"的说法，这使得青少年心神不安，对自慰产生紧张、恐惧、后悔、自责，严重影响心理健康。事实上，自慰只要不是过度频繁，一般对身体影响不大。当然，要告诫青少年克制自慰的不良习惯，要给予细心引导，不能恐吓，要引导他们不看有情色的小说、录像等，要鼓励他们多参加有意义的文体活动，这样有利于控制自慰。

3. **性幻想**　在青春期性幻想是性冲动的一种发泄形式，是正常的心理现象，与道德败坏有本质上的区别，所以不应有自卑、自责、内疚。当然，如果性幻想不能自控，过分沉溺其中，则损害身心健康。应鼓励青少年积极参加有意义的集体活动，扩展兴趣爱好，使生活丰富多彩，降低性的敏感性。

3. 引导青少年正确处理人际关系　随着自我意识的发展，这一时期的青少年与父母、师长的关系也发生了微妙的变化。首先，以父母为榜样的态度有所改变，对父母的依赖减少，反抗情绪增加。不过，由于认知发展，对父母的评价趋向全面，认为父母虽然有缺点，但是应该受到尊敬。其次，随着认识能力的提高，老师在其心目中的权威地位逐渐下降，心目中有喜爱与不喜爱的老师，对老师对应授课科目也有喜爱与不喜爱之分。最后，这一阶段同伴关系是青少年交往非常重要的社会关系，一般会选择志趣相同、烦恼相似、性格相近、能相互理解的同伴做朋友。对这一时期的青少年，父母和教师需充分理解和接纳，尊重他们的想法，在学习和交友方面给予适当的引导和帮助，忌硬碰硬而导致"代沟"和逆反心理的出现。

4. 协助青少年减轻学习压力　学习是青少年时期的主要活动，随之产生的学习问题则是青少年的主要压力之一，会影响其心理健康。反之，心理健康状况也会影响学生的学习过程和学习效果，快乐地学习才能体会到学习的快乐，二者相辅相成，互为因果。如果长期不能摆脱学习压力，可导致厌学或各种心身疾病、神经症和精神病，甚至自暴自弃、自杀自残等。出现学习问题的原因主要有以下几个方面：①学习动机不强，学习目标不明确，抱负水平不高；②基础知识不扎实，学习方法不科学，学习困难，出现畏难情绪；③班级学风不佳，学习态度不端正，产生厌学心理等。因此，帮助和指导青少年处理好学习问题，也是青少年心理健康教育工作的重要内容。

5. 提高情绪调控能力和抗挫折能力　青春期少年的情绪表现，有时相当激烈、粗暴甚至失控，人称"疾风暴雨"。青少年的情绪不稳定、波动较大，常从一个极端走向另一个极端，有时情绪高涨，热情洋溢，有时又会消极低沉，孤独压抑。这些烦恼和激情是他们难以自控的。如果消极情绪持续存在，则可能会转化为心境，在这种心境之下，遇事不满或遇到挫折时，容易爆发突发式的情绪，事后往往会后悔自责，但又常复发。因此，对于这一时期的青少年，父母和老师需接纳他们的情绪状态，善于因势利导，帮助青少年学习和掌握正确的情绪调节的方法，引导其适当发泄情绪。同时，帮助其树立自信，提高抗挫折能力。

第3节　成年期心理健康

一、青年期心理健康

考点
青年期心
理健康

18～35岁为青年期，青年期是人生的黄金时代。在这一时期，个体的身心发展越来越成熟和稳定，人生观、价值观逐步形成和稳固，个体生活空间扩大，开始成家立业，全面适应社会生活，承担社会义务。

（一）青年期的特征

青年期的一般特征可以概括为以下四个方面。

1. 生理发育和心理发展达到成熟水平　从生理上讲，青年期个体的身体各系统的生理功能，包括感知能力、心肺功能、体力和速度、免疫力和性功能等都达到最佳状态，疾病的发生率最低，进入身体健康的顶峰时期。从心理上讲，认知能力、情感和人格的发展都日趋完善，开始形成稳定的人生观和价值观。

2. 进入成人社会，承担社会义务　我国法定的成人年龄是18岁。年满18岁后，开始享有各种社会化权利，履行社会义务。

3. 生活空间扩大　中学阶段，青少年的活动范围主要是家庭和学校，到了青年期，尤其是工作以后，交往范围就会扩大到社会的各个方面。生活内容也不仅仅是学习，还要从事工作及各种社会交往。

4. 开始恋爱、结婚　进入青年期后，随着性意识的迅速发展及生理和心理的成熟，成人开始产生恋爱情感、结婚愿望和婚姻现实，这对个体提高社会化程度有促进作用。

（二）青年期的心理保健

1. 树立正确的择偶观，正确对待爱情中的挫折　择偶的标准有多种，外在的标准包括身材、外貌、家庭经济条件等，内在的标准包括学识、能力、性格、修养、为人等。择偶时应该把内在的标准放在首位，因为内在的标准相对来说不容易改变。

恋人或夫妻之间应该相互尊重、信任、体谅和宽容，这是爱情和婚姻成功的关键。结婚以后，两个人都要为维护家庭的幸福共同努力，要不断地学习解决家庭问题、维持幸福婚姻的技巧和策略。

如果在恋爱中遭受挫折，不要沉浸在苦恼和悲痛之中，更不应该采取报复手段。因为爱情是相互的，可通过体育锻炼、参加健康的娱乐活动来转移自己的注意力。

2. 增强择业意识的自主性，促进职业生涯的顺利发展　选择职业或专业要考虑自己的能力、兴趣和性格特点，而非单纯考虑经济收入和就业机会。选择自己擅长、感兴趣、适合自己性格特点的职业或专业，有利于提高学习和工作效率，增强工作满意度，降低职业倦怠感，这对人一生的发展是极其重要的。

3. 提高人际交往能力，积极适应社会变化　青年步入社会以后，需要面临的人际关系要比学生时代复杂得多，因此，学习人际交往的技巧，提高人际交往能力，有助于青年更快地适应社会。尊重别人和待人真诚是建立良好人际关系的基本原则。常用的技巧：重视良好第一印象的建立；主动热情；学会赞美他人；积极的自我暗示；善于找自己与别人的共同点；正确对待批评；等。

二、中年期心理健康

中年期是人生历程中的中间阶段，一般是指 35～60 岁这一年龄区间。中年期既是生理和心理的成熟期，又是青年期向老年期的过渡阶段，也是人生的鼎盛时期。与以前各个阶段相比，中年人的个体差异最大，其处在社会中坚的地位，家庭和社会责任较大，可能面临日常工作压力、事业的成败、升职降职、人际关系的矛盾、家庭事务的困扰、亲人病故、丧偶、离婚和再婚等诸多事情，导致心理冲突和困扰的发生较严重、较频繁，加之生理功能逐渐衰退，面临更年期的一系列困扰，中年后期更易患心身疾病。因此，关注中年期心理健康需注意以下几个方面。

考点
中年期、更年期心理健康

（一）中年人的心理保健

1. 学会调节情绪的方法　中年期事务多，容易出现冲突，需借助适当的学习和训练手段，积极参加健康的娱乐活动，适当放松，保持健康的情绪和心理上的平衡，增进身心健康。

2. 养成良好的生活习惯　中年期工作繁忙，家务繁重，人际关系复杂，所以这一阶段最忙、最辛苦，长期处于多重压力下容易导致心理疲劳。因此，中年期需要注意劳逸结合，养成良好的生活习惯，避免长期熬夜，改变不良的睡眠习惯。

3. 培养豁达的人生观　现代社会竞争激烈，事业遭遇失败和生活发生不幸也在所难免。中年期需要有更高的修养，淡泊名利，心胸坦荡，要去掉虚荣、嫉妒、冲动，培养踏实、克制、有涵养的性格，以减少心理矛盾冲突，提高对社会环境的适应能力。总之，中年期要培养豁达的人生观，正确对待挫折与不幸。

4.协调好人际关系   中年期的人际关系是最复杂的，中年期心理紧张的主要影响因素之一就是人际关系。这个阶段需要处理好夫妻关系、亲子关系、婆媳关系、邻里关系等，营造舒适的生活氛围，协调好工作中的各类关系，客观看待自己的工作成绩、经济收入状况、生活状态等。

5. 加强体育锻炼   身体健康是处理中年期繁杂事务的重要保障，锻炼有利于促进新陈代谢、改善身体状况、提高大脑工作效率、保持平和愉悦的心境去应对生活和工作的烦琐事务。

（二）更年期的心理保健

更年期是个体由中年向老年过渡的时期，在这一过程中生理和心理都有明显的变化。女性更年期一般为 45～55 岁，男性更年期一般为 50～60 岁。女性更年期的特征：第二性征日渐衰退，生殖器官逐渐萎缩，与雌性激素代谢有关的组织慢慢退化，出现自主神经系统紊乱等。同时，在心理方面出现情绪不稳定、敏感、多疑、易激惹、忧郁、注意力涣散等。男性更年期的特征：性器官逐渐萎缩，性功能下降，伴有自主神经性循环功能障碍，精神状态和情绪也会发生变化。更年期出现的症状和程度因人而异，情况较轻的个体会比较顺利度过，情况较严重者往表现为"更年期综合征"。更年期往往给中年人带来一些不良影响，如果不能正确认识、重视预防和主动调节，就会影响身心健康，影响家庭关系。因此，更年期应该注重心理保健。

1. 正确看待更年期   生命发展过程遵循自然规律，更年期是个体生命发展过程中不可避免的一个阶段。因此，个体需接纳更年期，保持积极乐观的态度，主动进行生理和心理的调整，重新达到身心平衡，顺利度过这一人生必经的时期。如无法有效进行自我调整，必要时可求助于家人或专业人士。

2. 重视体检早治疗   个体进入更年期后，躯体器质性疾病发病率较高，需定期体检，做到早预防、早发现、早治疗，避免讳疾忌医，导致器质性疾病的诊治被延误，影响身心健康。

3. 重视更年期抑郁心境   随着躯体器官衰竭，个体在更年期面对虚弱疲劳、精神不振、容颜衰老等自身状况，容易出现紧张焦虑、情绪低落，进而易出现兴趣减退、活动减少、对生活失去信心等状况。有些个体会因为一些小事自责自罪，甚至产生结束生命的念头；也有些个体认为自己身患疾病难以治愈，会变成家庭的包袱，因此心境抑郁，难以自拔。

4. 营造良好的生活氛围   个体处于更年期时，生理和心理都发生变化，出现一些心身反应，子女亲属、同事等需充分理解和接纳其更年期症状，营造接纳、包容、轻松的氛围，协助其调整身心状况，给予相应的照顾，帮助他们一起面对更年期各类问题，使其平稳度过更年期。

5. 保持健康的饮食习惯   健康的饮食习惯是个体营养充分摄入的重要保证。处于更年期的个体在饮食方面需注意以下几点：①注意按时按量用餐；②注意食物多样化，保持均衡营养；③避免进食糖分过高或油腻的食物。

三、老年期心理健康

在我国，老年期一般是指 60 岁以上。尽管生命发展过程中个体差异性较大，但是到了老年期，总体上呈现出退行性的变化。首先，在生理方面，个体九大循环系统出现衰竭，功能减退。其次，在心理方面，感知觉、记忆、思维等方面发生变化，加上一些个体无法适应退休后的生活，容易出现焦虑、抑郁等消极情绪。心身的交互影响，可能会导致个体出现个性改变，情感体验深刻而持久，易产生失落、怀旧、孤独、忧郁、自卑、多疑等心理问题。因此，老年期心理健康保健需注意以下几个方面。

考点
老年期心理健康

1. **适应角色转变**　老年期应定期体检，如患疾病，需及时进行诊治。此外，多数人到了老年期都要退休，这时个体的社会角色将发生变化，个体需重新认识自我、接纳自我、调整自我，逐步建立新的生活秩序，形成与退休角色适应的生活模式。

2. **参加健康的活动**　老年期可通过参加一些力所能及的活动增加生活的色彩，如种植花草，唱戏品茶，上老年大学，研读经典，练习书画，或者参加一些公益活动，发挥余热。总之，通过参加各类健康的娱乐活动使生活丰富多彩。

3. **保持规律的生活**　老年人需清淡饮食，营养合理，按时作息，忌熬夜，禁烟酒，适当运动。

4. **建立良好的人际关系**　正确处理家庭人际关系，营造和睦的家庭环境。夫妻间互敬互爱，相互照顾；与子女有边界感，不随意干涉子女生活。子女需尊重老年人，帮助老年人顺利适应老年期生活，安享晚年。

自测题

一、A₁/A₂ 型题

1. 评价心理健康的标准不包括（　　）
   - A. 情绪稳定
   - B. 人际和谐
   - C. 人格完整
   - D. 身强力壮
   - E. 有充分的安全感

2. 以下影响心理健康的因素中不属于心理因素的是（　　）
   - A. 认知能力
   - B. 生活环境因素
   - C. 人格特征
   - D. 情绪状态
   - E. 个性心理特征

3. 下列不属于正常心理与异常心理常识性的区分方法的是（　　）
   - A. 离奇怪异的言谈、思想和行为
   - B. 过度的情绪体验和表现
   - C. 自身社会功能不完整
   - D. 影响他人的正常生活
   - E. 充足的睡眠

4. 婴儿期的心理健康措施不包括（　　）
   - A. 丰富的营养
   - B. 进行感官、动作、言语三大训练
   - C. 充足的睡眠
   - D. 游戏教育
   - E. 激发学习动机

5. 第二反抗期发生的时间在（　　）
   - A. 1 岁
   - B. 3～4 岁
   - C. 7～8 岁
   - D. 12～18 岁
   - E. 18～35 岁

6. 对于青年期的心理健康，以下哪项不正确（　　）
   - A. 工作应超负荷，以挖掘个人潜力
   - B. 家庭稳定是情绪乐观、事业有成的基石
   - C. 充足的睡眠仍很重要
   - D. 增强择业意识的自主性，促进职业生涯的顺利发展
   - E. 需建立良好的人际关系

7. 关于青少年期的一般心理特点，以下说法正确

的是（　　）

A. 判断力强　　　　B. 意志坚定

C. 自我意识基本形成　D. 韧性强

E. 以上都不对

8. 以下属于老年期心理变化的特点的是（　　）

A. 安全感增强　　　B. 孤独感降低

C. 积极进取　　　　D. 失落和怀旧

E. 学习压力过大

二、A₃/A₄ 型题

（9、10 题共用题干）

一名女士最近和丈夫因为孩子的教育问题不断争吵，诉 3 岁半的孩子平时讲话总是大喊大叫而恼火，批评教育都无济于事，于是前来求助。

9. 这个孩子处于（　　）

A. 第一反抗期　　　B. 第二反抗期

C. 青少年期　　　　D. 青年期

E. 老年期

10. 对于这一时期的孩子，下列父母的做法不对的是（　　）

A. 理智克制自己的不良习惯

B. 尽量替代孩子做好一切事情，减轻孩子的压力

C. 父母要以身作则，互敬互爱

D. 父母要态度一致，言行一致

E. 积极进取、勤奋、热情，为孩子做榜样

（11、12 题共用题干）

王女士，50 岁，丧偶 8 年，现独居，嗜烟酒，不爱运动。平时性情忧郁，过分容忍，办事无主见，常顺从于别人，注意力不集中，经常忘事。1 个月前进行胃癌切除手术，术中及术后情绪低落，兴趣下降，独自流泪，有轻生之念。

11. 王女士处于（　　）

A. 第一反抗期　　　B. 第二反抗期

C. 青春期　　　　　D. 更年期

E. 老年期

12. 以下不属于王女士所处时期易出现的心理状态的是（　　）

A. 情绪不稳定　　　B. 敏感

C. 安全感增强　　　D. 易激惹

E. 注意力涣散

（何丽坤）

第4章

挫折与心理防御机制

挫折与压力无处不在，人人都遭受过或大或小的挫折。什么是挫折？面对挫折，人们会有怎样的反应？这是我们首先要探讨的问题，正确把握挫折实质是有效应对挫折的基础。

第1节 挫折概述

一、挫折的概念

（一）什么是挫折

考点

挫折的概念、内涵

人的行为总是从一定的动机出发达到一定的目的。如果在通向目标的道路上遇到了障碍，就会产生三种情况：改变行为，绕过障碍，达到目标；如果障碍不可逾越，可能改变目标，从而改变行为的方向；在障碍面前无路可走，不能达到目的。只有在最后一种情况下，才会产生挫折。在日常生活用语中，挫折一词是"挫败、阻挠、失意"的意思，在心理学中，挫折是指个体在某种动机的支配下，在通向目标的过程中遇到难以克服的障碍或干扰，使目标不能达到、需要无法满足时而产生的紧张状态或情绪反应。由此可见，挫折指人们在通向目标的道路上遇到障碍无法克服，而又不能改变这个目标时产生的紧张情绪反应。

这一概念应包括以下三个方面的含义。

1. **挫折情境** 是指阻碍需要获得满足的内外障碍等情境状态或情境条件，如考试不及格，比赛未取得理想名次，受到讽刺、打击等。构成挫折情境的可能是人或物，也可能是各种自然、社会环境。对于挫折情境，在大多数情况下，即使面对同一挫折情境，不同的人也会产生不同的挫折反应。同样，对待生活中发生的其他事情，面临同样的挫折情境，有的人反应轻微，持续时间短，有的人则反应强烈，持续时间长。例如，在被告知生病这件事上，不同的人所产生的心理挫折程度差异很大，有的人焦虑不安，伤心绝望，挫折感很强；有的人心平气和，平静对待，挫折感较弱。

2. **挫折认知** 是指个体对挫折情境的解释和评价，是个体对挫折情境的一种主观评价，它直接决定着个体对挫折情境的反应。挫折认知既可以是对实际遭遇的挫折情境的认知，也可以是对想象中可能出现的挫折情境的认知。例如，有的人总是怀疑别人在议论自己，虽然事实并非如此，但他在心理上因此而与他人产生隔阂。另外，不同的人对相同的挫折情境所产生的主观心理压力不尽相同，个人的知识结构也会影响其对挫折情境的知觉判断。

3. **挫折反应** 是指个体在解读挫折情境以后出现的生理、心理和行为的外在表现，如愤怒、焦虑、紧张或攻击等。挫折反应也是因人而异的，同样的情境，不同的人就会有不一样的解释和认识，就像看到花瓣掉落的人有很多，而林黛玉就会伤心难过到要葬花的程度，大多数人则不会出现她这样的反应，原因在于对花瓣掉落这种现象的解释不同。

从上述挫折的三层含义中不难看出：当挫折情境、挫折认知和挫折反应三者同时存在时，便构成典型的心理挫折。但如果缺少挫折情境，只有挫折认知和挫折反应这两个因素，也可以构成心理挫折，这是因为主体认知不当。所以，在挫折三要素中，挫折认知是最重要的因素，挫折情境与挫折反应没有直接的联系，其关系要通过挫折认知来确定。所以，挫折反应的性质及程度主要取决于挫折认知。

二、挫折产生的条件

（一）具有必要的需要、动机和目标

需要是由人的本质决定的，需要是制定目标的前提，动机是实现目标的条件。如果只有强烈的动机，而没有实际有效的计划，则遇到挫折的可能性较大。但是，假如一个人既没有必要的需要，又没有明确的目标，就不可能有强烈的动机，当然也不会有明显的挫折感。

（二）挫折必须被察知

个体实现目标的行为受到阻碍而产生挫折时，必须有所知觉，即必须被察知。如果客观上阻碍存在，但个体主观上并没有意识到，当然也就不会有紧张情绪产生，也就构不成挫折了。

（三）挫折反应

个体要有挫折反应，这是一种由于对阻碍的知觉与体验而产生的紧张状态和消极的情绪反应。挫折一旦被察知，一般都有相应的反应，只是表现方式和程度不同而已。如果没有任何反应，就很难确定是否遭受挫折。

三、常见的挫折种类

挫折的类型非常复杂，一般可做如下划分。

（一）实质性挫折和想象性挫折

按照挫折是否实际存在，可将其分为实质性挫折和想象性挫折。

1. **实质性挫折**　指个体对实际遭遇的挫折事实和挫折情境的认知，是实际存在的挫折。实质性挫折有实际的情境表现，当事人可以做出有效处理，他人也可以给予有效的帮助。

2. **想象性挫折**　指个体对想象中未来可能出现的挫折情境的预测和认知。并不存在挫折事实，只是当事人对受挫折情境、后果想象的认知，因而比较难以做出具体、有效的处理。想象性挫折常常不被他人所理解，一般也就比较难以得到他人有效的帮助。

（二）一般性挫折和严重性挫折

按照挫折的严重程度可将其分为一般性挫折和严重性挫折。

1. **一般性挫折**　指日常生活中在一些常见的不太重要的事情上遇到的小挫折，很快就能过去，对人的影响一般比较小。

2. **严重性挫折**　指在某些与自己关系密切或意义重大的问题上遭受的挫折；频繁的一般性挫折也会变成严重性挫折。

（三）意料中的挫折和意料外的挫折

按照对挫折是否有心理准备可将其分为意料中的挫折和意料外的挫折。

1. **意料中的挫折**　指当事人已有察觉或已有一定戒备后遇到的挫折。

2. **意料外的挫折**　指当事人在毫无心理准备的状态下突然遭受的挫折，一般而言，意料外的挫折比意料中的挫折对人的打击要大。

（四）短暂性挫折和持续性挫折

按照挫折持续的时间可将其分为短暂性挫折和持续性挫折。

1. **短暂性挫折**　指挫折持续时间较短，是暂时性的。这种挫折即使是比较严重的，也会随着时间的推移而自然消失。

2. **持续性挫折**　是一种长期的挫折状态，既可能是一种挫折持续时间长，也可能是不同挫折接二连三地出现。由于导致挫折的条件和情境具有相对的稳定性，往往使人长时期、持续地处于紧张状态和挫折感中。持续性挫折使人产生的情绪反应常常会改变人的性格，而且多为焦虑不安、压抑、回避、萎靡不振，有时也会有攻击、粗暴等表现。

四、挫折对个体的影响

挫折对个体的影响因人而异，影响的大小也因挫折强度的不同而有差异。总体来说，这种影响表现为消极和积极两个方面。

（一）消极影响

挫折对个体的消极影响主要表现为以下方面。

（1）可能降低个体的学习效率。

（2）可能降低个体的思维能力与生活能力。

（3）可能损害个体的身心健康。

（4）可能促使个体改变性格与出现行为偏差。

人在经历挫折时会产生焦虑、烦恼、恐惧、愤怒等不良情绪反应，或粗暴的消极对抗行为，这些负面情绪或行为如果强度太大或持续时间过长，不仅会给他人造成严重损害，还会影响个人的身心健康，引发各种身心疾病。例如，一名刚进大学的新生，由于参选学生干部失利，加之家境贫困，又自恃才华被埋没，因而一蹶不振，无心学习，生活也毫无规律，性格越来越内向孤僻，成天沉溺于麻将游戏中毫无节制，最后罹患重病。

（二）积极影响

其积极的影响主要表现为以下几方面。

（1）有利于磨炼个体的性格和意志。

（2）有利于增强个体的情绪反应能力和解决实际问题的能力。

（3）有利于个体正确地认识自我，提高生活适应能力。

正所谓，不经历风雨，怎么见彩虹。挫折对个人的积极影响在于挫折引起的适度的紧张和压力，有利于人们更清醒地认识自己及所处环境，能不断调整自己，从挫折中吸取教训，磨炼意志，更加成熟、坚强，在逆境中奋起，从而有更大的发展。长在温室里的花朵永远都不可能变成参天大树。

链接　林肯——无数的失败成就辉煌的一生

1816 年他的家人被赶出了居住的地方，他必须工作以抚养他们。

1818 年他母亲去世。

1831 年经商失败。

1832 年工作也丢了，想就读法学院，但进不去。

1933 年向朋友借一些钱经商，但年底破产了，接下来他花了 17 年，才把债还清。

1834 年竞选州议员，赢了！

1835 年订婚后就快结婚了，但伊人却死了，因此他的心也碎了！

1836 年完全精神崩溃，卧病在床 6 个月。

1838 年争取成为州议员的发言人，没有成功。

1840 年争取成为选举人，失败了！

1843 年参加国会大选，落选了！

1846 年再次参加国会大选，这次当选了！前往华盛顿特区，表现可圈可点。

1848 年寻求国会议员连任，失败了！

1849 年想在自己的州内担任土地局长的工作，被拒绝了！

1854 年竞选美国参议员，落选了！

1856 年在党的全国代表大会上争取副总统的提名，得票不到 100 张。

1858 年再度竞选美国参议员，又再度落败。

1860 年当选美国总统。

林肯的例子告诉我们，坚持一下，成功就在你脚下。一个绝境就是一次挑战、一次机遇。持之以恒地挑战挫折才能获得最后的成功。

五、挫折产生的原因

导致挫折的原因很多，也很复杂，既有客观的，也有主观的，很多时候是各种因素综合作用的结果。一般可概括为外部原因与内部原因。

（一）外部原因

外部原因主要是指环境方面的原因，常常是个人意志或能力无法左右的，包括自然和社会条件的限制，使个体的需要或愿望受到阻碍而无法满足或延迟满足的事件。

1. **自然条件**　其阻碍主要来自自然环境中，人们无法抗拒和避免的天灾人祸，如海啸、地震、洪水、飞机失事、车祸等都会造成挫折，带来极大的心理压力，造成巨大的心灵创伤。

2. **社会条件**　其阻碍主要来自社会生活中政治、经济、宗教、道德、法律、习惯势力等因素的制约。例如，"60 后"上大学免费；"70 后"就业包分配；"80 后"既要交学费，工作又不包分配，总是碰上各种政策变动。因此，对于"80 后"及"90 后"大学生来说，学业和就业带来的压力及造成的挫折就比较明显和集中，需要这一代的大学生正确树立学习和择业观念，恰当处理由此带来的挫折影响。

（二）内部原因

内部原因主要指个体生理、心理因素等带来的阻碍和限制，是挫折的来源。

1. **生理原因**　个体的生理条件包括个人的身体素质、容貌、健康、身材及生理的缺陷、疾病所带来的限制，使个体的动机得不到满足而产生挫折感。

2. 心理原因　在心理因素中，个体的动机冲突和抱负水平是产生挫折感的重要原因。

（1）动机冲突：人的多种需要可能同时产生两个或两个以上的动机，当需要在动机间做出选择又难以取舍时就会形成动机冲突，动机冲突的基本形式有三种。一是双趋冲突。两个目标都符合需要，具有同样的吸引力，但"鱼与熊掌不可得兼"，二者必居其一就出现了难以取舍的冲突，比如有的大学生既想谈恋爱，经营爱情，又想好好学习，拿到助学金、奖学金，但若时间分配不好，二者就会有冲突，这就是双趋冲突。二是双避冲突。两个目标都不感兴趣甚至厌恶，两种都想躲避但必须接受一种，只能避开一种，难以抉择时内心充满矛盾挣扎和纠结，如前有悬崖，后有追兵。三是趋避冲突。指某一目标既有利又有弊，吸引力与排斥力共存，使个体同时具有趋近和逃避的心态，由此造成个体内心的激烈冲突，如既想摘玫瑰又担心被刺伤着；还有大学生既想多参加社会活动，又怕占时太多，影响学习。这也是通常所说的"鸡肋"心理，食之无味，弃之可惜。

（2）抱负水平：一般而言，成功和失败感在心理上常常取决于个人的实际成绩是否达到自己预想的水平，即现实与理想的距离。一是抱负水平不切实际。这就容易出现一个人自我评价不当，预定的目标过高，目前的条件和能力无法实现。无论怎样努力都难以达到，于是挫折便产生了。二是对目标的期望值过高。当所达到的目标与期望产生距离时，会导致个人动机得不到充分满足而产生挫折感，如对一名期望自己能考上本科的学生来说，结果考上一所专科院校，他会感到失望和痛苦，体验到挫折感。

六、提高挫折承受能力的方法

当个体受到挫折后，会产生一系列生理心理反应，若生理反应剧烈而持久，将危害人的身心健康，诱发身心疾病；经常受到挫折可使人逐渐丧失自信，出现攻击行为，导致行为上的偏差，影响人格的发展，因此，减轻挫折感、增强挫折的承受能力便显得尤为重要。

考点
提高挫折承受能力的方法

（一）树立正确的认知

人们正确、积极的认知对维护心理健康、提高挫折承受能力至关重要。我们可以从以下两个方面来合理地看待挫折。

1. 挫折具有普遍性　挫折是人们生活的一个组成部分，每个人都不可能完全避开挫折，永远一帆风顺。所谓"万事如意""一帆风顺"只能是人们的良好希望；"天有不测风云，人有旦夕祸福"倒是人生的常态，挫折是客观存在的，具有普遍性。如果能够坦然面对挫折，勇敢正视挫折，不灰心、不绝望，沉着冷静，就能把挫折当作进步的台阶、成功的起点，从而获得成功。诗云"宝剑锋从磨砺出，梅花香自苦寒来"。纵观古今，人类创造文明与进步的事业，无不经过挫折与失败。

2. 挫折具有两面性　与世界上其他事物一样，挫折也有两面性，既有消极的一面，也有积极的一面，挫折会给人以打击，带来损失和痛苦；但也能使人奋起，承受挫折可以磨炼意志，提高人们解决问题的能力，激励人们树立远大的理想和抱负。因此，人们对挫折应采取正确的态度，不能遇到一点小小的困难就一蹶不振，而应该坦然接受，积极应对生活的挑战。

人们在面对挫折时，学会换一个角度看待，会有另一番感受与收获，生活中的挫折与失败，也是人生的阅历和宝贵的经验。懦弱者总是把挫折看成绊脚石，而勇敢者却把挫折当成垫脚砖，让自己站得更高、看得更远。

（二）增强战胜挫折的信心和勇气

摆脱困境、战胜挫折需要增强勇气，无数伟人就是在重重的困境和挫折中锻炼了勇气和胆识，走向成功。南丁格尔为创立护理事业，亲临前线，救死扶伤；诺贝尔冒着生命危险研制炸药；贝多芬双耳失聪，却创造出不朽的乐章；袁隆平经历艰辛终于成为中国的"杂交水稻之父"。

成就事业的过程常常也是战胜挫折的过程。强者之所以为强者，是因为遇到挫折时没有消沉和软弱，并善于克服自己的消沉与软弱。鲁迅彷徨过，哥白尼忧郁过，伽利略屈服过，歌德、贝多芬还曾想过自杀，但他们通过斗争最终都坚定地走向了真理，更加磨炼了自己的意志和毅力。因此，人们应树立生活的信心，做生活的强者，勇敢地去面对并设法战胜生活中的挫折。

（三）提高应对技巧

人们在追求目标的过程中，总会遇到困难和障碍。此时，应保持良好的心理状态，采用有效的应对方式。恰当的应对措施，能使人们在遭受挫折时，沉着冷静、从容面对。

1. **创设挫折情境** 即不断地让自己经受磨难，自找苦吃，进行挫折训练，培养不屈不挠、坚韧不拔的精神，在挫折中学习和掌握对付挫折的方式和技巧，增强适应能力。特种部队对士兵进行的应付突击事件、复杂情况，以及在孤岛、密林、荒漠、高原等特殊条件下的生存和战斗训练，就是为了一旦遭遇类似情况，能够从容自若、锐不可当。为提高挫折承受力，同样可以采取类似的方法。

2. **改善挫折情境** 挫折情境是产生挫折和挫折感的主要原因，如果挫折情境能够避免和改善，则应改善挫折情境。一是要预防挫折的发生，要对可能发生的事情做出预测，随时做好应对挫折的心理准备。考虑到各种可能出现的困难，做好相应的心理准备。如果后来没有遇到预期的困难，会感到出乎意料的轻松；即使出现了预期的困难，也会因为早有准备措施，而不会感到有太大的压力而手足无措。二是要改变挫折情境，通过各种努力设法改变、消除挫折情境或降低它的作用程度，如暂时离开当前的挫折情境，到一个新环境里去。例如，恩格斯年轻时因失恋曾一度感到痛苦和心灰意冷，后来他去阿尔卑斯山旅行，很快恢复了心理平衡，摆脱了痛苦，旅行归来后以更大的热情投入新的工作。

（四）寻求社会支持

当个体遭遇挫折时，来自社会各方面的帮助、关心和物质上的支持，可以缓冲挫折对个体的打击，维持个体良好的情绪而使其保持健康。因此，遇到挫折时，主动向亲朋好友倾诉，或通过单位、团体和互联网寻求支持和帮助，可以减轻挫折感，增强挫折承受力。例如，在遭遇挫折后将自己的内心痛苦向他人倾诉，有助于缓解个体消极的情绪，维持心理生理健康。受挫折后个体的消极情绪会影响其工作、学习生活效率，损害人际关系，影响心理健康；此外，消极的情绪也会导致个体的正常生理功能活动紊乱，从而出现生理疾病。

第 2 节　心理防御机制

一、心理防御机制的概念

心理防御机制（psychological defense mechanism）是弗洛伊德提出的心理学名词，弗洛伊德认为：心理防御机制是自我对本我的压抑，这种压抑是自我的一种全然潜意识的自我防御功能。在应激过程中，心理防御机制是指个体面临挫折或冲突的紧张情境时，在其内部心理活动中具有的自觉或不自觉地解脱烦恼、减轻内心不安，以恢复心理平衡和稳定的一种适应性倾向。心理防御机制的积极意义在于能够使主体在遭受困难与挫折后减轻或免除精神压力，恢复心理平衡，甚至激发主体的主观能动性，激励主体以顽强的毅力克服困难，战胜挫折。消极的意义在于使主体可能因压力的缓解而自足，或出现退缩甚至恐惧而导致心理疾病。

考点
心理防御
机制的概
念

二、心理防御机制的类型和举例

（一）心理防御机制的分类

弗洛伊德最早提出了九种防御机制，后来其女安娜·弗洛伊德（Anna Freud）发展了防御机制理论。至今已有多种防御机制被提出。乔治·范伦特（George Vaillant）将防御机制分为四种类型。

1. 精神病性防御机制　正常患者多暂时使用，而精神病患者常极端采用。这是一种消极性的防卫，以逃避性和消极性的方法去减轻自己在挫折或冲突时感受的痛苦。

2. 神经症型防御机制　少儿期得到充分采用，成年人也常用，但神经症患者常极端采用。此类防御机制含有自欺欺人的成分，也是一种消极的行为反应，包括合理化、反向、转移、隔离等。

3. 不成熟型防御机制　多发生于幼儿期，但也被成年人采用，包括退化、幻想、内射等。

4. 成熟型防御机制　出现较晚，是一类较有效的心理防御机制，成熟的成年人常采用，如幽默、升华等。

（二）常见的心理防御机制

1. 压抑（repression）　是各种防御机制中最基本的方法。此机制是指个体将一些自我所不能接受或具有威胁性、痛苦的经验及冲动，在不知不觉中从个体的意识中排除或抑制到潜意识里去的作用。例如，我们常说："我真希望没这回事""我不要再想它了"，或者在日常生活中，有时我们做梦、不小心说溜了嘴或偶然有失态的行为表现，都是这种压抑的结果，表面上看起来我们已把事情忘记了，而事实上它仍然在我们的潜意识中，在某些时候影响我们的行为，以致在日常生活中，我们可能做出一些自己也不明白的事情。例如，王某与男朋友赵某交往了三年，订婚前夕，赵某忽然变心了，母亲知道王某十分爱赵某，担心她想不开，就安慰她，谁知王某说："赵某是谁？你能不能告诉我到底发生了什么事情？我和他是什么关系？为什么我一点也想不起来？"王某所用的防御方式就是"压抑"。当然不是每一次的压抑都会导致失去记忆，只有个人主观认定极端可怕的经历，才会导致失去记忆。

考点
常见的心
理防御机
制

2. **否定**（negation）　　是一种比较原始而简单的防御机制，其方法是借着扭曲个体在创伤情境下的想法、情感及感觉来逃避心理上的痛苦，或将不愉快的事件"否定"，当作它根本没有发生，来获取心理上暂时的安慰。"否定"与"压抑"极为相似。唯"否定"不是有目的地忘却，而是把不愉快的事情加以"否定"。这种现象在日常生活中处处可见，譬如，小孩子闯了祸，用双手把眼睛蒙起来；再如"眼不见为净""掩耳盗铃"都是否定作用的表现。

3. **退化**（degenration）　　是指个体在遭遇挫折时，表现出其年龄所不应有的幼稚行为反应，是一种反成熟的倒退现象。例如，已养成良好生活习惯的儿童，因母亲生了弟弟或妹妹或家中突遭变故，而表现出尿床、吸吮拇指、好哭、极端依赖等婴幼儿时期的行为。

退化行为不仅见于小孩，有时也发生于成人。例如，平常有重大事情发生时，有时我们会大叫一声"妈呀！"或者夫妻吵架，妻子跑回娘家向母亲哭诉，都是退化的行为。

当个体长大成人后，本来应该运用成人的方法和态度来处理事情，但在某些情况中，由于某些原因，采用较幼稚的行为反应也并非不可。例如，父亲在地上扮马扮牛给孩子骑，妻子偶尔向丈夫撒娇等，偶然退化，反而会给生活增添不少情趣与色彩。但若常常退化，使用较原始而幼稚的方法来应付困难，利用自己的退化行为来争取别人的同情与照顾，以避免面对现实的问题与痛苦，其退化就不仅是一种现象，而是一种心理症状了。

4. **转移**（transfer）　　是指原先对某些对象的情感、欲望或态度，因某种原因（如不合社会规范或具有危险性或不为自我意识所允许等）无法向其对象直接表现时，而把它转移到一个较安全、较为大家所接受的对象身上，以减轻自己心理上的焦虑。例如，"打狗看主人""爱屋及乌""不看僧面看佛面""一朝被蛇咬，十年怕井绳"等，都是转移的例子。转移不一定只出现在负面的感受上，有时对于正面的感受（如喜爱等）我们也会做出同样的处理。

5. **投射**（projection）　　精神分析学者认为投射是个体自我对抗超我时，为减除内心罪恶感所使用的一种防卫方式。所谓"投射"是指把自己的性格、态度、动机或欲望"投射"到别人身上。辛弃疾的"我见青山多妩媚，料青山见我应如是"，以及庄子与惠子"临渊羡鱼"的故事，都是投射的例子。

弗洛伊德于1894年提出此概念，用以分析及了解"说者的内心世界"。著名的罗夏墨迹测验就是以墨汁投射图来分析人的内心所思所想，还有其他例子如主题统觉测验、文章完成测验、绘图挫折测验等。

6. **反向**（reaction formation）　　指当个体的欲望和动机不为自己的意识或社会所接受时，唯恐自己会做出相应行为，而将其压抑至潜意识，再以相反的行为表现在外显行为上。换言之，使用反向者，其所表现的外在行为与其内在的动机是相反的。在性质上，反向行为也是一种压抑过程，如"此地无银三百两""赶狗入穷巷""以退为进"都是反向的表现。通常使用"反向"者，本身对于自己在使用此机制一无所知，而非"口蜜腹剑""笑里藏刀"，或刻意而为。

反向行为，如使用适当，可帮助人在生活上与之适应；但如过度使用，不断压抑自己心中的欲望或动机，且以相反的行为表现出来，轻者不敢面对自己，而活得很辛苦、很孤独，过度使用将形成严重的心理困扰。在很多精神病患者身上，常可见此种防御机制被过度使用。

7. 合理化（rationalization）　又称文饰作用，是个体无意识地用似乎合理的解释来为难以接受的情感、行为、动机辩护，使其可以接受。当个体的动机未能实现或行为不能符合社会规范时，尽量搜集一些合乎自己内心需要的理由，给自己的行为作一个合理的解释，掩饰自己的过失，以减免焦虑的痛苦和维护自尊免受伤害，这种方法称为"合理化"，换句话说，"合理化"就是制造"合理"的理由来解释并遮掩自我的伤害，如酸葡萄心理和甜柠檬心理及推诿心理。事实上，在人生的不同遭遇中，除了面对错误外，当我们遇到无法接受的挫折时，短暂地采用这种方法以减除内心的痛苦，避免心灵的崩溃无可厚非，有句话说得好"得意时儒家，失意时道家"，就是一种适应生活的哲学。更何况在找寻合理的理由时，也可能找到解决问题的方法。不过，个人如常使用此机制，借各种托词以维护自尊，则不免有文过饰非、欺骗别人也欺骗自己之嫌，终非解决问题之道。很多强迫性神经症（obsessive-compulsive neurosis）和偏执型精神病（paranoid psychosis）患者就常使用这种方法来处理其心理问题。

8. 隔离（isolation）　是把部分的事实从意识境界中加以隔离，不让自己意识到，以免引起精神上的不愉快。最常被隔离的是与事实相关的个人感觉部分，因为此种感觉易引起焦虑与不安。例如，人死了，不说死掉而用"仙逝""长眠""归天"，个体在感觉上就不会因"死"的感觉而悲伤或有不祥的感觉。"隔离"是把"观念"与"感觉"分开，很多精神病患者常有此现象；因此，在心理治疗过程中，心理治疗者常注意观察患者使用"隔离"的情形，来发现、发掘问题症结所在，以进行治疗工作。

9. 补偿（compensation）　当个体因本身生理或心理上的缺陷致使目的不能达成时，改以其他方式来弥补这些缺陷，以减轻焦虑，建立其自尊心，称为补偿。就作用而言，补偿可分为消极性的补偿与积极性的补偿。所谓消极性的补偿，是指个体所使用来弥补缺陷的方法对个体本身没有帮助，有时甚或带来更大的伤害；而积极性的补偿是指以适宜的方法来弥补个体的某些缺陷，如一个相貌平平的女生，致力于学问上的追求而赢得别人的重视。除了上述两种补偿，另有一种补偿方式，称为"过度补偿"（over compensation），指个人否认其失败或某一方面的缺点不可克服性而加倍努力，企图予以克服，结果反而超过了一般正常的程度。

10. 升华（sublimation）　这个词是弗洛伊德最早使用的，他认为将一些本能的行动如饥饿、性欲或攻击的内驱力转移到一些自己或社会所接纳的范围时，就是"升华"。例如，有打架冲动的人，可以借练拳击或摔跤等方式来满足，这是一种升华作用。一生命运多舛的西汉文史学家司马迁，因仗义执言，得罪当朝皇帝，被判处宫刑，在狱里，他撰写了《史记》。《少年维特的烦恼》的作者歌德，失恋时创作了此书，他们都是悲恼中的坚强者，将自己的"忧情"升华，为后世开创了一个壮观伟丽的文史境界。

升华是一种很有建设性的心理防御机制，也是维护心理健康的必需品，如果没有它将一些本能冲动或生活挫折中的不满、怨愤转化为有益世人的行动，这世界将增加许多不幸的人。

自测题

一、A₁/A₂型题

1. 关于心理防御机制，下列表述不正确的是（　　）
   - A. 精神分析理论认为,各种防御机制都是在潜意识中进行的
   - B. 各种防御机制都是在歪曲、否认或掩盖现实,阻碍心理发展
   - C. 防御机制常渗透在一个人的人格中,以比较固定的态度及行为模式表现出来
   - D. 心理防御机制使用得当,可免除内心痛苦以适应现实
   - E. 以上都不是

2. 挫折产生的原因不包括下列哪项（　　）
   - A. 自身局限性
   - B. 社会环境
   - C. 自然环境
   - D. 心理冲突
   - E. 心理防御机制

3. 心理防御机制的目的是（　　）
   - A. 减轻内心焦虑,调节内心平衡
   - B. 消除刺激事件的消极后果
   - C. 针对性处理刺激事件
   - D. 抵御外来不良刺激
   - E. 以上都不正确

4. 某学生其貌不扬,但学习特别刻苦,最终成为同学们学习的榜样。这位学生运用了哪种心理防御机制（　　）
   - A. 幻想
   - B. 压抑
   - C. 合理化
   - D. 否认
   - E. 补偿

5. 属于成熟的心理防御机制的是（　　）
   - A. 转移作用
   - B. 反向作用
   - C. 退行作用
   - D. 合理化作用
   - E. 升华作用

6. "以小人之心度君子之腹"体现的心理防御机制是（　　）
   - A. 压抑作用
   - B. 投射作用
   - C. 退行作用
   - D. 合理化作用
   - E. 否认作用

二、A₃/A₄型题

（7、8题共用题干）

林某是一所名牌大学的毕业生,在面试一家外企失败后,林某变得悲观、绝望,觉得未来一片灰暗。

7. 林某在遭受挫折后所表现出来的反应是（　　）
   - A. 焦虑
   - B. 人格变化
   - C. 愤怒
   - D. 抑郁
   - E. 理智的反应

8. 不利于林某从挫折中恢复的因素是（　　）
   - A. 家人的关心
   - B. 性格孤僻
   - C. 对未来充满希望
   - D. 活泼开朗
   - E. 强健的体魄

（9、10题共用题干）

一名学生在高考填报志愿的时候非常希望自己能学医,但是体检时发现自己有红绿色盲。该生拒绝红绿色盲的诊断,先后就诊于许多医院,以期证明自己没有红绿色盲。

9. 导致该生受挫的因素是（　　）
   - A. 社会环境因素
   - B. 心理因素
   - C. 自然环境因素
   - D. 生理因素
   - E. 以上都不是

10. 该生使用了下列哪种心理防御机制（　　）
   - A. 否认
   - B. 退行
   - C. 投射
   - D. 合理化
   - E. 以上都不是

（张瑞娟）

第 5 章

心理应激与心身疾病

心身医学（psychosomatic medicine）是从生物、心理、社会三个维度研究心理因素与人体健康和疾病之间关系的科学。自古以来东西方医学都很重视心理社会因素对人类疾病与健康的影响。中国传统医学经典《黄帝内经》及其他典籍上都有关于情志导致疾病及采用中医心理疗法成功治愈心因性疾病的论述。随着社会的发展，人民物质、文化生活水平提高的同时，人们在激烈竞争和快节奏的生活中承受着巨大的心理压力。个体会出现不同程度的焦虑、紧张等不良情绪，并出现躯体、行为方面的改变，使机体处于应激状态。因此，正确地认识心理应激及心身疾病，对提高机体警觉水平及积极应对社会环境挑战有促进作用，还可以提高人们适应生活、改善生活的能力，促进心身健康。

第 1 节 心 理 应 激

一、概述

（一）应激的概念

应激（stress）是指在一个系统外力作用下，竭尽全力对抗时的超负荷过程。加拿大著名生理学家塞里（Selye）将这个词引入生物学和医学领域，首次将外界刺激（应激源）和人的疾病与健康联系起来。继塞里之后，许多学者在其应激理论的基础上，通过对应激本质认识的加深而不断对它进行修正、补充和扩大。对应激的研究也不仅限于生理方面，还更多地关注应激对机体心理功能、健康与疾病、社会适应的影响。当前，在医学心理学领域，应激的含义可概括如下。

1. **应激是一种刺激物**　把应激看作是一种来源十分广泛的刺激物，这个刺激物可以是生物的、心理的、社会的和文化的，这些刺激物构成心理应激源。

2. **应激是机体对刺激的一种反应**　应激是机体对不良刺激或应激情境的反应。应激是机体对环境需求的一种反应，不仅包括生理反应，还包括心理反应和行为变化，是机体固有的、具有保护性和适应性功能的防卫反应。

3. **应激是一种察觉到的威胁或挑战**　应激发生于个体处在无法应对或调节需求之时。它的发生并不伴随特定的刺激或特定的反应，而是发生在个体察觉或估计到某种刺激源具有威胁和挑战之时。这种估计来自于对环境需求的情境及个体处理这些需求的能力的评价。由于个体对情境的察觉和评估存在差异，因此个体对应激源做出的反应也存在差异。

（二）心理应激

心理应激是有机体在某种应激源作用下，由于客观要求和应付能力不平衡而产生的一种适应环境的紧张反应状态，其结果可以是适应或者不适应。应激源可以是生物的、心理的、社会的和文化的生活事件。应激反应可以是生理、心理和行为反应。应激过程受个人多种内外因素的影响，而认知评价起到重要作用。

链 接   自然界中动物的应激现象

许多蜥蜴在遭遇敌害或受到严重干扰时，常常把尾巴断掉，断尾不停跳动以吸引敌害的注意，它自己则可逃之夭夭。我们称这种行为为自残。

自然界中，多种动物在生死存亡的紧急关头，可通过自残如弃尾、断腿等方式求生。本质上来说，自残是动物对应激的一种自卫行为。

二、应激过程

应激是以认知评价因素为核心的多种因素综合作用的过程，应激过程可以分为输入、中介、反应、结果四个部分，可从应激源、应激中介因素和应激反应三个方面及其相互关系来进行认识，见图 5-1。

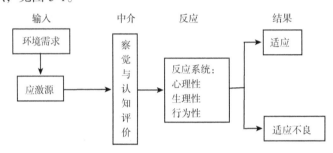

图 5-1   应激处理过程的心理模式

（一）应激源

应激源（stressor）指凡是能引起个体应激反应的各种内外刺激因素，又常被称为生活事件。目前在心理学研究领域中，常把生活事件和应激源作为同义词看待。

按照应激源的内容可将其分为四类。

1. **躯体性应激源**   指直接作用于躯体而产生应激反应的刺激物，包括各种理化因素、生物学因素和疾病因素，如高温、低温、中毒、感染、外伤等。

2. **心理性应激源**   指人们在学习、工作、生活过程中体验到的各种压力、心理冲突、挫折和不良情绪刺激等，这些刺激引起机体稳态失调的同时，也产生心理适应或者适应不良。

3. **社会性应激源**   指来自社会、自然环境的刺激因素，包括社会大环境的变迁与动荡和自然环境的重大变化。社会环境的变迁与动荡常波及每个社会成员；而自然环境的重大变化包括自然变故事件和人为变故事件，常给涉及人员带来紧张、恐惧等不良情绪刺激。

4. **文化性应激源**   指人生观、价值观、宗教信仰、生活方式、语言、风俗习惯等方面给人们带来的刺激。文化因素的刺激是多层次、多维度的。

根据应激事件的性质，应激源可分为正性生活事件和负性生活事件。正性生活事件是指对个体身心健康具有积极作用的事件，如节日庆典、喜庆事件等；负性生活事件是指对机体产生消极作用的不愉快事件，如考试失败、下岗等。

根据应激事件是否可预料、可控制来分，应激源可以分为可预料/可控制事件和不可预料/不可控制事件。前者如工作负担过重、经济压力过大等，后者如地震、台风、车祸等。随着科学的发展，一部分不可预料事件已经可以通过监测及数据分析来进行预测，以降低对机体的不良刺激。

通常来说，负性生活事件及不可预料/不可控制事件对个体身心影响较大，尤其是突发的负性事件如地震常给人造成巨大的震撼感。

医学心理学中常用"心理社会因素"来泛指心理应激源。为了更好地进行研究，许多学者致力于对心理社会因素的客观评定系统进行探索。1967 年美国学者霍尔姆斯和雷赫通过对 5000 多人进行社会调查和实验所获得的资料编制了《社会再适应评定量表》（Social Readjustment Rating Scale，SRRS），对生活实际进行量化。量表将 43 项不同类型的生活实际予以量化，标以不同的"生活变化单位"（life-change unit，LCU）并予以评分。利用此表查得 LCU 的分值与多种疾病明显相关，并可预测来年健康或患病的可能性（表 5-1）。霍尔姆斯早期研究发现，若 LCU 一年累计的总分值超过 300 分，第二年患病的可能性达 86%；若 LCU 总分值在 150～300 分，第二年患病的可能性达 50%；若 LCU 总分值为 150 分以下，第二年可能健康平安。

表 5-1　社会再适应评定量表

生活事件	LCU	生活事件	LCU
配偶亡故	100	个人患病或受伤	53
离婚	73	结婚	50
夫妻分居	65	失业	45
坐牢	63	夫妻破镜重圆	45
亲人亡故	63	退休	45
家庭中有人生病	44	改变生活条件	25
妊娠	40	个人生活习惯改变	24
性关系适应困难	39	与上级矛盾	23
家庭又添新成员	39	改变工作时间或环境	20
改变买卖行当	39	迁居	20
经济状况改变	38	转学	20
密友亡故	37	改变消遣方式	19
跳槽从事新的行业	36	改变宗教活动	19
夫妻争吵加剧	35	改变社交活动	18
中等负债	31	少量负债	17
抵押被没收	30	改变睡眠习惯	16
改变工作职位	29	生活在一起的家庭成员变化	15
子女成年离家	29	改变饮食习惯	15
官司缠身	29	休假	13
个人有杰出成就	28	过圣诞节	12
配偶新就业或刚离职	26	轻微的违法行为	11
初入学或毕业	26		

（二）认知评价

认知评价是大脑的功能，是指个体从自己的角度对遇到的生活事件的性质、程度和可能的危害情况做出估计，同时也估计面临应激源时个体可动用的应对资源。认知评价包括两个方面：一是对生活事件的性质、程度及其可能的危害情况做出评价和判断；二是对自己处理该生活事件的能力、对策做出评价和判断。认知评价与个体本身的人生观、价值观、道德观、性格特征、年龄、性别、身体状况、知识经验、能力才干、社会关系及经济实力等诸多因素有关。因而，提高个体各方面的素质，有利于正确进行认知评价，减缓应激对心身的损害。

（三）应激反应

考点
应激的心理、生理、行为反应

当个体经认知评价而察觉到应激源的威胁后，通过心理中介机制和心理-生理中介机制的作用，引起心理、生理和行为的变化，这种变化称为应激反应。三者常同时发生并相互影响，几乎所有的应激反应都是综合反应。从应激反应的时间特性来看，应激反应可以分为急性应激反应和慢性应激反应。

1. **心理反应**　个体对应激源的心理反应，从性质上可分为积极的心理反应和消极的心理反应两大类。积极的心理反应是指适度的皮质唤醒水平和情绪唤起、注意力的集中、积极的思维和动机的调整，这种反应可以帮助人维持应激期间的心理平衡，准确评定应激源的性质，做出理智的判断与决定，从而使人能恰当地选择应对策略，有效地同环境相互作用，充分发挥自身的应对能力。消极的心理反应主要表现为过度的焦虑、紧张、情绪过分波动、认知能力降低、自我概念不清等，这种反应妨碍个体正确地评价现实情境、合理地选择应对策略和充分发挥应对能力。

2. **生理反应**　在应激状态下，大脑皮质统一指挥和控制着人的各种活动，机体的生理反应主要是大脑通过下丘脑、腺垂体、神经垂体等进行调节的，这些生理反应又通过反馈机制影响着神经系统、内分泌系统和免疫系统，使机体尽可能从应激所造成的紊乱中恢复过来（图 5-2）。

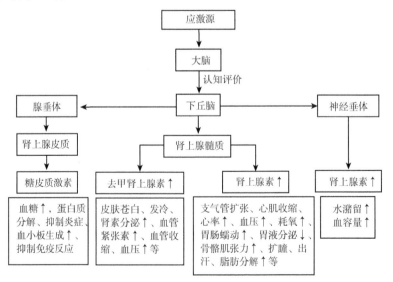

图 5-2　应激反应中的生理反应示意图

3. **行为反应**　一个人的生理性和心理性应激反应会在个体的行为中表现出来，如应激状态下苦恼的面部表情、变调的声音、颤抖、痉挛、激动不安等外部表现。应激状态下产生的各种行为反应都具有一定的适应意义，在一定范围内和一定限度内是有益的，但超越了一定范围与限度则应视为有害。

三、心理应激的应对

考点
心理应激
的应对方
式

心理应激会打破人的心理及生理平衡，人们为避免心理上的紧张、痛苦、不快及遭受挫折后可能产生的心身疾病、神经症和精神疾病，通常会采取一定的应对方式。应对又称应对策略，是指个体对生活事件及因生活事件而出现的自身不平衡状态所采取的认知和行为措施，是人们为缓解应激对个体的影响，摆脱心身紧张状态，有意识地综合评价、判断生活事件的严重程度，分析自己的能力与现实条件，权衡利弊及可能产生的后果，选择、确定自认为恰当的应对手段与行为策略。

（一）影响应对的因素

1. **遗传素质**　由于遗传素质的不同，使个体在病理上存在着对某些疾病的易患性；在心理上存在着对某些应激源的敏感性，以及应激后的生理、心理反应的特殊性。正是由于遗传素质的差异，致使应激后所患的疾病不同。例如，家族中有精神分裂症、神经症的个体，在应激后可能易诱发此类病症；又如高胃蛋白酶血症者，应激后易发生消化性溃疡等。

2. **人格特征**　制约着人们对应激源的认知体验，影响应对方式的选择与应用，亦与社会支持有一定联系。

人格特征具有特异性作用和非特异性作用。特异性作用是指某一人格特征容易引发相应心身疾病；非特异性作用是指人格特征作为一般共同因素影响认知评价、应对与防御方式、社会支持等，这些在心身疾病发生中均具有一定的发病学意义。大量研究表明，同样的社会心理刺激，作用于不同人格特征的个体，可以导致机体内不同的生理、生化变化，因而可能导致罹患不同的心身疾病。具体来说，不同人格可以诱发不同的心身疾病，几种心身疾病之间可能存在一些相同的人格特征。在临床中，人格特征的具体作用表现在以下几个方面。

（1）决定个体的行为类型，影响生活方式、生活习惯。

（2）影响个体对各种应激的认知评价而产生不同的心理和生理反应。

（3）影响个体对应激的应对和防御方式的选择，进而影响适应能力和应对效果。

（4）影响个体同他人的人际关系，进而决定社会对其支持的数量和个体对社会支持的利用程度。

3. **生活经历、年龄、性别和健康状况**　生活经历的不同，年龄、性别及健康状况的差异，亦影响着人们对应激源的认识和受到刺激后应对方式的应用，以及社会支持的数量与利用程度。

4. **社会支持**　是指个体与社会各方面的联系程度，包括与家庭、亲友、同事、党团、工会组织等的联系。一般来说，社会支持可以给予个体精神与物质上的帮助和支援，具有减轻应激的作用，是应激过程中个体的"可利用的外部资源"。它本身对健康并无直接作用，是通过提高个体对生活事件的应对能力和顺应性达到缓冲应激反应的作用，或者通过维持个体良好的情绪体验，增强其抵抗应激的信心而有益于健康。

（二）应对方式

应对是保持心理平衡的一种手段，它的内涵非常丰富，应对是多维的。应对方式是影响应激结果的重要中间变量。美国心理学家福克曼（Folkman）和拉扎勒斯（Lazarus）将应对方式分为八种，即对抗、淡化、自控、求助、自责、逃避、计划和自评。它们分别被划归为问题关注性应对和情绪关注性应对两大类。

1. 问题关注性应对　通常有事先应对和寻求社会支持两种应对形式。

（1）事先应对：作为应对即将出现的应激情境的技巧，该方式可以增加个体的应对能力，减轻应激反应。

（2）社会支持：指个体在应对应激事件的过程中，主动或被动地从他人或团体中获得有益于应对应激的帮助。通常社会支持可通过提供信息和指导，给予关怀、影响和教育，提供鼓励及保证等形式给予积极帮助。

2. 情绪关注性应对　通常有心理防御机制、认知评价和减轻紧张三种形式。

（1）心理防御机制：是当个体在应激情况下难以做出有意识的直接应对时，潜意识会自动采用一定的防御性策略，这是自我减轻焦虑及其他消极情绪的一种方法。常见的心理防御机制有否定、退化、幻想、反向、合理化、升华、幽默、潜移等。

（2）认知评价：应激依赖于对事件的评价，通过估计应激对个体的影响将消极评价转化为积极评价，以降低应激程度。认知评价对个体应对有以下影响：可以通过集中思考积极方面的影响而分散对消极影响的注意；积极的评价产生积极的情境状态，可以阻止消极情绪，增加个体对威胁情境的控制力。

（3）减轻紧张：人在紧张的心理体验下，躯体及心理产生改变，可能做出不理智、不正确的决策，而通过放松训练、体育锻炼、应用镇静剂等方式可以抑制应激引起的生理唤醒及心理相关症状，增强个体对应激的应对。

应对方式对于生活事件给机体带来的影响具有举足轻重的作用。恰当的应对有利于解决生活事件，减轻事件对个体的影响。检测一个人的应对方式与水平，有助于了解其抗应激的能力。

考点
应激对健康的积极影响和消极影响

四、应激对健康的影响

应激对健康会产生多方面的影响，出现不同的结果。心理应激对人体的健康既有积极影响，也有消极影响，通常人们比较关注心理应激对健康的消极影响，而忽略了积极影响。

（一）心理应激对健康的积极影响

适度的应激对人的健康和功能活动有促进作用，可使人产生良好的适应结果。主要表现在以下几方面。

1. 适度的心理应激是个人成长和发展的必要条件　个体的成长发育取决于先天遗传和后天环境两个主要方面。研究表明，幼年时期适度的心理应激可导致个体明显的发展变化，早期的心理应激可以提高个体的应对和适应能力，从而更好地耐受各种紧张刺激和致病因子的侵袭，使他们在以后的各种艰难困苦面前能够从容应对。

2. **适度的心理应激是维持人体正常功能活动的必要条件**　人的生理、心理和社会功能都离不开应激。例如，工人在流水线上从事比较单调、缺乏变化和挑战性的工作，很容易进入疲劳状态，出现注意力不集中、情绪不稳定的情况，从而导致工作效率下降、安全隐患增加；经常参加紧张球赛的运动员，他的骨骼肌功能、心肺功能、神经反射功能及大脑分析、判断、决策功能均得到了增强；而紧张的学习、工作使人变得聪明、机灵、熟练，大大增强了个体的生存、适应能力。

（二）心理应激对健康的消极影响

1. **直接引起生理和心理反应，使人出现身体不适与精神痛苦**　强烈的心理刺激作用于体弱或应激能力差的人，可导致个体出现躯体与精神痛苦。

2. **加重已有的躯体和精神疾病，或使旧病复发**　已患有各种疾病的个体，抵抗应激的能力较低，心理应激造成的心理、生理反应，很容易加重原有疾病或导致已治愈的疾病复发。

3. **导致机体抗病能力的下降**　人体是心理、生理的统一体，心理、生理常可相互作用、相互影响。严重的心理应激常引起个体过度的心理和生理反应，造成内环境稳态的破坏和失衡及各器官、系统的协调性失常，从而使机体的抗病能力下降而处于对疾病的易感状态。

4. **慢性应激反应有很多病理效应**　很多躯体疾病如高血压、哮喘和结肠炎等及心理精神障碍如创伤后应激障碍、抑郁症、焦虑症、精神分裂症、神经性厌食、阿尔茨海默病等发病都与慢性应激有关。

第 2 节　心 身 疾 病

一、概述

现代医学和心理学的研究证明，很多躯体性疾病都能找到与之相关的心理致病因素。心理致病因素是指个体在心理活动中所产生的心理冲突、紧张反应、不良习惯和人格特征等，这些因素与临床上常提到的细菌、病毒、遗传等因素一样，也能引起躯体性疾病。随着疾病死亡谱的改变、现代医学模式和多因素发病理论的推进，心身疾病已日益受到医学界的普遍重视。

考点
心身疾病的概念及范围

（一）心身疾病的概念

心身疾病，又称心理生理疾病，有狭义和广义两种概念。狭义的心身疾病是指心理社会因素在疾病发生、发展过程中起重要作用的躯体器质性疾病，如原发性高血压、溃疡等。心理社会因素在疾病发生、发展过程中起重要作用的躯体功能性障碍，称为心身障碍，如神经性厌食、偏头痛等。广义的心身疾病是指心理社会因素在疾病发生、发展过程中起重要作用的躯体器质性疾病和躯体功能性障碍。

（二）心身疾病的分类

心身疾病主要涉及受自主神经支配的系统与器官，美国心身疾病专家亚历山大（Alexander）最早提出的七种心身疾病，包括消化性溃疡、溃疡性结肠炎、甲状腺功能亢进、类风湿关节炎、原发性高血压、支气管哮喘及神经性皮炎，长期以来被视为典型的心身疾病。近年来，人们开始从更广泛的意义上来理解心与身的关系，心身疾病几乎包括了所有躯体疾病，如循环系统、消化系统、呼吸系统、神经系统、内分泌及代谢系统、骨骼肌肉系统、泌尿生殖系统等的疾病，也涉及外科、老年病科、妇产科、儿科、皮肤科、眼科、口腔科、耳鼻喉科等多科疾病。

（三）心身疾病的发病机制

心身疾病的发病机制较为复杂，生物-心理-社会医学模式认为，心身疾病与躯体疾病一样，是多种因素复合作用的结果。综合国内外心身疾病的研究，主要有以下重要理论学说。

1. 心理生物学理论 集中的研究重点包括哪些心理社会因素，通过何种生物学机制作用于何种状态的个体，导致了何种疾病的发生，但由于机制的复杂性，至今尚未完全、系统地阐明心理生物学详细发病机制。

2. 心理动力学理论 重视潜意识心理冲突在各种心身疾病发生中的作用。潜意识心理冲突通过自主神经系统功能活动的改变，造成某些脆弱器官的病变而致病。该理论认为，只要查明致病的潜意识心理冲突，即可弄清发病机制。心理动力学理论发病机制的不足是夸大了潜意识的作用，忽略了外界环境对个体的影响。

3. 行为学习理论 对于心身疾病发病机制的解释是，某些社会环境刺激引发个体习得性心理和生理反应，如情绪紧张、呼吸加快、血压升高等，由于个体素质上的问题，或者特殊环境因素的强化，抑或通过泛化作用，使得这些习得性心理和生理反应可被固定下来而演变成为症状和疾病。紧张性头痛、通气过度综合征、高血压等心身疾病症状的形成都可以此做出解释。行为学习理论对疾病发生原理的理解，虽然缺乏更多的微观研究证据，但对于指导心身疾病的治疗工作已显得越来越有意义。

二、心身疾病的诊断与防治原则

心身疾病的诊断及防治，必须综合考虑心理、生理和社会三个方面。

（一）诊断原则

1. 心身疾病的诊断要点 包括躯体诊断和心理诊断两个方面。

（1）以躯体症状为主，躯体症状有明确的病理生理过程或器质性病变基础，一般辅助检查的结果呈阳性。

（2）病因中存在确切的心理社会因素，明确其与疾病的发生、发展和症状发作有密切的时间关系，且病情的波动和加剧同样与心理社会因素有关。

（3）疾病症状与应激情绪的生理反应有相似性，但表现更强烈而持久。

（4）有一定人格特征成为对某些疾病的易感因素，并且同样存在家族史。

（5）注意与神经症或精神疾病相鉴别，特别是癔症、疑病症、焦虑症等。心身疾病有明确、具体的躯体病变，而神经症或精神疾病的躯体症状模糊不清，且不伴有持久的躯体性损害。

2. 心身疾病的诊断程序

（1）病史采集：主要收集患者心理社会方面的生活事件、行为方式、人际关系、家庭支持及心理与人格的发育情况、早年生活经历及遗传情况等，从中寻找与心身疾病发

考点
心身疾病
的诊断、
治疗原则

生、发展有关的一些因素。

（2）体格检查：主要检查患者的心理行为反应方式，有时可以从患者对待体检的特殊反应方式中找出其心理素质上的某些特点，如患者是否多疑、拘谨或过分敏感。

（3）心理学检查：对于初步疑为心身疾病者，应结合其病史资料，采用交谈、行为观察、心理测验、心理生物学检查等方法。

（4）综合分析：根据病史采集、体格检查及心理学检查所获得的资料，结合心身疾病的基本理论，对是否患心身疾病、患何种心身疾病、哪些心理社会因素在其中起主要作用和可能的作用机制等问题做出恰当的判断。

（二）心身疾病的治疗原则

心身疾病的治疗要兼顾患者的生物和心理、社会因素诸方面。

1. 心身同治原则　心身疾病应采取心身相结合的治疗原则，对于具体病例，应各有侧重。患者处于急性发病期且躯体症状严重时，应以躯体对症治疗为主，辅以心理治疗。对以心理症状为主、躯体症状为次，或虽然以躯体症状为主但已进入慢性期的心身疾病，则可在实施常规躯体治疗的同时，重点安排好心理治疗。心身疾病的心理干预手段，应视患者不同层次、不同方法、不同阶段、不同目而决定，支持疗法、环境控制、松弛训练、生物反馈、认知疗法、行为矫正治疗和家庭疗法等心理治疗方法都可以选择性使用。

2. 心理干预目标　对心身疾病的心理治疗主要围绕以下目标。

（1）消除心身社会刺激因素：努力帮助患者从客观上消除致病的应激源等心理社会因素。通过心理支持、放松训练、催眠疗法及认知疗法等减轻焦虑反应。

（2）消除心理学病因：提高个体对应激的认识水平，增强其应对能力。帮助改变认知模式，从根本上消除心理病因学因素。

（3）消除生物学症状：通过心理学技术改变患者的生物学过程，努力矫正由应激引起的生理反应，并提高身体素质，以减轻应激对躯体器官的不良影响，促进疾病康复。

（三）心身疾病的预防

1. 心理预防　对有明显心理素质弱点的人，如易暴怒、抑郁、孤僻及多疑倾向者，应及早通过心理指导加强对其健全人格的培养；对具有心身疾病遗传倾向如高血压家族史或已经有心身疾病的先兆征象等情况者，及早进行心理预防，可有效降低心身疾病发病率。心理社会因素大多需要相当长时间的作用才能引起心身疾病，故而心身疾病的心理学预防应能起到良好效果。

2. 行为预防　有明显行为问题者，如吸烟、酗酒、多食、缺少运动等，容易发生一些心身疾病，运用心理学技术指导其进行矫正，可以有效预防相关的心身疾病。

3. 心理社会事件预防　对于工作和生活环境中存在明显应激源的人群，应及时帮助其进行适当的调整，以减少心理刺激。

4. 其他预防　对出现情绪危机的正常人，应及时给予疏导和帮助。

三、常见心身疾病的心理护理

（一）原发性高血压患者的心理护理

原发性高血压是最早确立的心身疾病，也是危害人类健康最严重的心身疾病之一。

考点
常见心身疾病的心理社会因素及护理方法

高血压发病率高、并发症多，是脑卒中、冠心病的主要危险因素，并且发病率有逐年上升的趋势。

1. 心理社会因素　心理社会和行为因素在高血压发病学中有重要作用，具体包括以下几方面。

（1）社会和环境应激因素：各种引起精神紧张的情绪因素如愤怒、恐惧、焦虑等均可以导致血压升高。

（2）不良行为因素：高血压发病率与高盐饮食、缺少运动、大量饮酒、吸烟等不良行为相关。这些不良行为因素又直接或间接地受心理或环境等因素的影响。

（3）人格因素：高血压的发病与个体病前性格有关。研究显示，高血压患者往往具有主观刻板、责备求全、急躁易怒、好奇任性、情绪波动剧烈等 A 型行为特点。

2. 心理特点

（1）焦虑、恐惧：高血压患者大多担心自己的血压控制情况、服药周期、并发症等，导致生活质量下降，失去正常的工作能力。

（2）忧郁：由于患者对高血压知识的缺乏，往往对病情估计比较悲观。表现为白天情绪低落、消极、悲观失望，夜间难以入睡。

（3）急躁：高血压患者受饮食习惯、环境、治疗依从性等多种因素影响，在治疗过程中，病情容易反复，而且短期内治疗效果不确切，导致患者容易产生急躁情绪。

（4）满不在乎的心理：部分患者由于缺乏高血压相关知识，认为血压高一点点对身体无大碍，导致治疗依从性差，不按时服药，不愿意改变不良生活方式。

3. 心理护理

（1）加强高血压健康宣教：护理人员应耐心细致地向患者及家属讲解高血压的发病原因、临床表现、治疗原则及高血压对人体损害的长期性、危害性等基本知识。

（2）稳定情绪：护理人员应严密观察患者病情变化，采取有效的沟通交流方式，鼓励患者说出目前心理情况，为患者讲解病情时，既要有科学性，又要有保护性，适时提供治疗信息，从而使患者觉得治疗有希望、有信心，克服厌世心理，积极与疾病做斗争。

（3）社会支持：帮助患者协调社会各方面关系，取得家庭、社会配合和支持，主动与患者的子女、配偶及亲友等进行交谈，解决患者的具体问题，尽可能获得多的社会支持。

（4）心理行为指导：针对患者不同的心理特点，进行有效的心理行为指导，教会患者进行自我心理调适，提出改变不良性格和生活习惯的建议，帮助其养成健康的生活方式。

（5）松弛训练：是目前治疗高血压比较常用的一种行为治疗方法，尽管各种松弛训练的含义和模式各不相同，但具有共同的训练特点，包括排除杂念、全身放松、深慢呼吸等。目前常用的松弛训练方法有音乐治疗、自我放松治疗及气功疗法等。

（二）冠心病患者的心理护理

1. 心理社会因素　冠心病是生物、行为和心理社会因素共同作用的结果，与个体年龄、性别、家族遗传、情绪、个性、血浆胆固醇、高血压、肥胖、糖尿病、吸烟、药物使用、缺乏运动锻炼及所处的社会文化环境相关。与冠心病发病密切相关的心理社会因素主要包括以下几方面。

（1）社会环境因素：社会文化环境对冠心病发病有重要影响。社会事件常使人处于强烈的应急性心理应激状态或持久的慢性心理应激状态，出现焦虑、恐惧、内疚和沮丧等负面情绪，进而通过心理生理的中介机制引起冠状动脉病变，最终导致冠心病的形成。

（2）人格特点：部分调查结果显示，神经质、过分担忧、疑病、对他人的猜疑性，以及有内部紧张性等人格特点似乎与冠心病患病有关，但没有确切证据显示这些因素是冠心病患者的特征性性格。

（3）行为类型：美国心脏病学家弗里德曼（Friedman）等发现，冠心病患者多具有"做事认真、争强好胜、易激动、力争尽善尽美、缺乏耐心、常感时间紧迫"等特点，称为 A 型行为类型，从而提出了 A 型行为易患冠心病的假说。

（4）行为危险因素：不良的行为习惯如吸烟、缺乏运动、过食及对社会压力适应不良等与冠心病的发生有密切关系。这些行为危险因素往往是在特定的社会环境和心理条件下行为学习的结果，行为危险因素又进一步通过机体的生理病理作用促进冠心病的形成。

2. 心理特点

（1）心肌梗死急性期患者的心理反应：冠心病患者常出现焦虑、抑郁、不安、敌对情绪等心理表现，这些心理因素对疾病的发展起着重要作用。

（2）康复期心肌梗死患者的心理反应：冠心病的恢复没有严格的指标，许多患者在恢复期产生久病衰弱的感觉。恢复期的患者最常见的主诉是顾虑、忧郁、无力、睡眠障碍、不敢恢复工作等。衰弱感易导致长期活动减少和肌肉萎缩，可加重无力感，而无力感又常被理解为心脏损害的症状。这种恶性循环会导致部分患者的衰弱感变得很顽固，影响康复。

3. 心理护理

（1）心理支持和心理咨询：在冠心病不同的临床阶段，患者会呈现出不同的心理反应和不同程度的否认倾向，因此，在疾病治疗的同时，需要提供适宜的心理支持和心理咨询，提高家属对疾病的认识，增强治疗依从性。

（2）A 型行为矫正：A 型行为是长期生活中形成的个性定型，不容易改变，需在医生、护士的指导下，以认知行为矫正疗法为主要手段实施综合矫正，常用的模式有冠心病知识和 A 型行为知识教育、松弛训练、认知疗法、想象疗法、行为演练、社会支持和运动锻炼等。

（3）危险行为矫正：吸烟、酗酒、过食、缺少运动等危险行为在冠心病的发病过程中起着重要作用，并在治疗期间影响疾病的转归，因此采用各种行为治疗方法，持续干预以达到行为改变的目的显得尤为重要。

（4）克服依赖性：部分冠心病患者原来就缺少运动，患病后由于活动能力降低、衰弱感等因素，变得更有依赖性，活动更少。针对这种情况，需要根据患者的客观记录资料调整运动方式及运动量，做到分阶段康复，在实施过程中，要掌握正、负强化的运用。

（5）家属的指导：冠心病患者家属的心理也常受到影响，主要是焦虑、顾虑和忧郁。家属有时会夸大医生在患者出院时的各项医嘱，结果就过分对患者加以保护，助长了患者的依赖性和无用感，影响后期康复。对此，可采用集体咨询的方式对患者家属进行相应教育。

（三）消化性溃疡患者的心理护理

1. 心理社会因素　与消化性溃疡密切相关的心理社会因素主要包括以下几个方面。

（1）个性与行为因素：个性特点、行为方式既是消化性溃疡的病因，又影响病情的转归。

（2）生活事件因素：十二指肠溃疡比胃溃疡与生活事件的关系表现得更为密切，主要的生活事件因素包括严重的精神创伤、持久的不良情绪反应、长期的紧张刺激等。

2. 心理特点

（1）争强好胜，不能松弛：多数患者工作良好，有的还取得了一定的成就，但精神生活过于紧张，即使休息时也不能放松，生活的弦总是紧绷。

（2）情绪易波动但又惯于克制：患者情绪不稳定，遇到刺激常产生愤怒或抑郁等强烈的情绪反应，但患者自制力较强，喜怒不形于色，导致自主神经系统的强烈反应，引发疾病。

（3）独立和依赖之间的冲突：消化性溃疡的患者常具有典型的矛盾状态，因依赖与求助的愿望和心情受到挫折，不得不相反地表现出爱挑衅、自信、独立和负责的态度。

（4）过分关注自己，不好交往：表面上看他们的人际关系尚好，但这是自我控制的结果，从本身性格而言，他们并非外倾、热情、喜好交往，只是由于加强了自我控制，方能维持良好的人际关系。

3. 心理护理

（1）心理疏导：告知患者不良情绪对消化性溃疡疾病的不良影响，鼓励患者主动倾诉心中的苦闷，宣泄心理压力。

（2）行为指导：护理人员在工作中应多与患者进行交流和沟通，建立良好的护患关系，了解患者的心理情况，把握时机将心理疏导、饮食调节及健康指导有机结合起来，把患者心理的消极因素转化为促进康复的动力，对患者情绪方面的变化及时给予关心和鼓励，告诫患者重视不良行为的纠正，调整工作和生活方式，并给予患者更多的社会支持。

（3）树立治疗信心：对缺乏治疗信心者，要特别注重疏导、教育，告诉患者消化性溃疡是可以治愈的，使患者树立治疗信心，对生活充满希望。

（四）恶性肿瘤患者的心理护理

1. 心理社会因素

（1）个性因素：个性特征与恶性肿瘤的发生有一定的关系，特别是 C 型人格特征与癌症的发生密切相关，C 型人格亦称癌症倾向人格，其癌症发生率远远高于非 C 型人格。我国学者的研究证明，多疑善感、情绪抑郁、易躁易怒、忍耐力差、沉默寡言、对事物态度冷漠、性格孤僻、脾气古怪者易患恶性肿瘤。

（2）情绪：不愿意表达个人情感和情绪压抑是癌症患者重要的心理特点。国外相关研究发现，各种癌症患者在发病前都有情绪压抑、绝望感等不良情绪。而肿瘤的病死率和抑郁情绪也有密切联系，高抑郁患者死于肿瘤的人数是其他人的 2 倍，说明抑郁情绪可导致或加速肿瘤的发展。

（3）生活事件：是日常生活中主要的应激源，给个体带来慢性心理压力和情绪应激，与恶性肿瘤的发病相关。研究表明，癌症患者发病前生活事件发生率比其他患者高，其中以家庭不幸如近亲的丧失、疾病、离异、失业、经济状态改变等方面的事件为多。

（4）应对方式：恶性肿瘤患者的应对策略和应对方式对肿瘤的发生、发展和预后都有直接影响。

2. 心理特点　癌症患者在不同的临床阶段会表现出不同的心理反应，癌症患者的心理活动主要经历以下几个阶段。

（1）怀疑阶段：在癌症确诊前，患者常常表现出焦虑伴随侥幸心理，希望通过检查尽快确诊并判断病情及预后，同时也害怕被检查出自己患上癌症。而一旦确诊，则会希望医生给出的诊断是错误的，甚至认为医生误诊，患者往往表现为精神高度紧张，对医护人员及家庭、社会知情者的言语特别敏感，容易接受暗示，对自身的躯体感觉过分关注，并且急于求医确诊。

（2）确诊阶段：在癌症确诊后，患者往往表现为恐惧与反抗心理，他们接受自己患癌的事实，情绪异常波动，表现为惊慌失措、精神萎靡、食欲下降、失眠多梦、易激惹、愤怒、忧伤哭泣等，甚至会出现拒绝治疗等行为。然而，此阶段患者若能冷静面对现实，克服恐惧心理，保持乐观积极情绪，主动寻求社会支持或帮助，积极配合治疗，则能增强疗效，改善预后。

（3）治疗阶段：癌症患者通常要接受长时间的治疗，在治疗过程中，患者常常随着病情变化表现出绝望与平静心理的交替。此阶段是药物治疗配合心理支持的最佳时期。

3. 心理护理

（1）建立良好的护患关系：护患关系直接影响着患者治疗的依从性及心理治疗的效果，护士应主动关心患者，与患者建立良好的护患关系。

（2）心理干预：目标是帮助癌症患者在不同阶段调整对疾病的认识，并维持一定的期望值。根据患者不同阶段的心理反应，综合分析其个性特征和相关因素，提供相应的心理干预，运用劝解、启发、疏导和指导等心理护理方法，降低患者的情绪反应程度，增强其有效的应对能力。

（3）应对指导：对患者的心理健康、癌症康复和提高其生活质量起着重要的作用。研究表明，帮助患者建立积极乐观、勇于面对和接受的应对方式，引导其不用或少用回避、幻想、否认等应对方式，可提高患者的应对能力。

（4）情绪管理：通过自我放松训练等方式培养患者妥善管理自己情绪的能力，培养其乐观开朗的心态。

（5）社会支持：癌症患者由于长期治疗、疾病本身影响等原因，导致其失去了部分社会功能。护士应从家属及社会支持人员着手，促进患者在尽可能维持原有人际关系的同时，建立新的人际关系，如合理安排探视时间，使患者能够经常获得家人、朋友和社会给予的关心和支持；协助患者尽快与同病室患者建立良好的病友关系以利于彼此之间积极影响。

（五）糖尿病患者的心理护理

1. 心理社会因素　糖尿病的病因大体上可概括为遗传和环境两大类，环境因素又包括生物学和心理社会两类。生物学环境因素有病毒感染、肥胖等，心理社会环境因素包括生活中的重大变故、挫折和心理冲突等。

2. 心理特点

（1）无能为力：糖尿病需要长期对症治疗，治疗过程中需要调整患者多年来养成的生活习惯和行为方式，需要患者密切配合，并发症常累及全身器官及系统，病情易波动，这些疾病特点往往使患者难以应对，感到无能为力。

（2）失望和无助感：胰岛素依赖型糖尿病常发病于青少年期，而青少年发生的糖尿病病情波动大，对饮食和药物治疗的要求比较严格。这对于处于成长中的孩子来说，是一个沉重的负担，疾病不仅侵害了他们的身体，更影响了其与同龄人之间的交往，干扰了他们成长过程中需要完成的发展和心理任务，于是他们容易出现激动、愤怒、抑郁和失望的情绪反应，情感脆弱，少有亲密的社会关系，往往表现出孤僻和不成熟的性格特点。

（3）悲观抑郁：糖尿病病情易发生波动，患者的应对努力和预防措施不一定总是能促进病情的稳定或好转。在这样的情况下，患者容易产生习得性失助，出现失望、无依靠、无所适从、悲哀、忧愁、苦闷等不良情绪，对生活和未来失去信心，应对和适应生活的能力下降，甚至产生自杀意念或自杀行为。

（4）生活满意度低：血糖的波动可以直接影响患者的注意力、定向力、知觉、记忆和思维等，认知功能受损又会影响患者对生活的态度。糖尿病患者受血糖控制不良、躯体并发症及抑郁情绪等影响，还可能发生性功能障碍，使生活满意度降低。

（5）个性改变：糖尿病是一种典型的心身疾病，大多数患者性格不成熟，具有被动依赖、优柔寡断、缺乏自信、缺少安全感等特点。这些性格特点被称作"糖尿病人格"，其不仅见于糖尿病患者，也见于其他慢性病患者。

3. 心理护理

（1）改善认知：帮助患者改变错误认知，接受现实，树立战胜疾病的信心和希望。让患者了解糖尿病在目前虽不能根治，但合理控制饮食、适当运动、科学合理用药、保持良好的情绪，可以有效控制病情，并能像健康人一样工作、学习和生活。应耐心细致地介绍有关糖尿病的知识、高血糖的危害性和不及时治疗可能发生的并发症，帮助他们认识疾病的发生、发展过程，加强对饮食、运动及科学用药的重视程度。

（2）稳定情绪：糖尿病是一种综合治疗性疾病，需要持之以恒地控制饮食、适当运动和规律用药。对性格急躁、治疗心切的患者，要正确引导、耐心解释。指导患者选择和控制饮食的方法，帮助其制订生活作息表，鼓励患者积极进行体育锻炼，以转移其消极心境。指导患者进行自我调节，学会控制情绪，正视自己的病情，缓解心理压力，积极乐观地对待生活。

（3）心理支持：护士应多与患者交谈，取得信任，鼓励患者倾诉自己的忧虑和痛苦，宣泄不良情绪。同时，对患者家属进行指导，尽可能地为患者提供更有力的家庭支持和社会支持。护士要有高度的责任心和同情心，尊重理解患者。

（六）支气管哮喘患者的心理护理

1. 心理社会因素　从支气管哮喘的病因和发病机制来说，一般认为它由外源性的过敏原、感染源或心理因素所致。单纯的心理因素导致哮喘是比较少见的，诱发的病例比较多见。常见的心理社会因素如下。

（1）情绪因素：支气管哮喘的病因比较复杂，其发病与感染、免疫、内分泌、自主神经、生物化学和心理因素有关。目前认为，单纯的心理因素虽不能引发哮喘，但情绪是重要的促发因素，5%～20% 的哮喘发作有情绪诱因。多数患者是在具有明显的过敏或感染基础上，当发生强烈的情绪反应或者受到精神刺激时发作。

（2）人格因素：哮喘患儿的性格特点多为过分依赖、幼稚敏感和希望受人照顾。

2. 心理特点

（1）焦虑自卑：支气管哮喘儿童在精神心理状态上更多表现出焦虑、沮丧、易激惹、紧张、自卑。由于反复哮喘发作及长期服药治疗，对学习生活产生了影响，因而主观满意度降低，自我评价低，不愿意与人交往。

（2）依赖心理：支气管哮喘患儿的母亲常因担心孩子发病，而采取过分溺爱、迁就的态度，易使病态模式得到强化而巩固。

（3）紧张恐惧：哮喘反复发作使患儿常感到疲劳、头晕、噩梦等躯体不适，躯体的痛苦常使患儿感到惊恐、烦躁甚至有濒死感，男孩可表现为攻击行为，女孩可表现为抑郁、孤独和沮丧等。

3. 心理护理

（1）支持治疗：患儿及家长长期受疾病折磨，严重影响学习、生活和工作，而治疗过程中的经济负担往往会加重心理压力及情绪反应。针对这种情况，护士应及时向患儿及家属进行疾病指导，培养患儿及家属乐观、积极的性格，帮助他们树立战胜疾病的信心。

（2）改善家庭模式：通过各种方式让患儿家长重视心理行为因素对疾病的影响，告知其不可过分溺爱患儿，应鼓励和指导患儿进行自我照顾，对配合治疗、取得治疗效果的患儿及时给予表扬和肯定；培养患儿良好的社会生活能力，鼓励患儿多接触外界环境，加强沟通，克服畏缩、孤僻等性格缺陷；指导患儿选择适当的体育运动方式，增强体质，积极参与社会活动，提高社会适应能力。

（3）培养良好个性：护士充分与患儿及家长沟通，了解患儿的家庭环境、养育方式及养育态度，进行心理行为评估。针对患儿的人格特点，与家属共同沟通在养育过程中应该采取的态度和方法，及时纠正患儿的行为问题，给患儿提供一个有益的家庭环境，培养患儿乐观自信、积极向上的优良品性，帮助其摆脱疾病的困扰，达到身心的全面康复。

（4）消除消极情绪：采用放松训练法、系统脱敏法、生物反馈法等心理干预措施，解除呼吸困难与焦虑情绪间的恶性循环。

第3节　心理危机干预

考点
心理危机
干预的概
念、对象
及任务

一、概述

当个体感觉到外界环境或某一具体事件存在着威胁，仅仅依靠个人自身的资源和应对方式无法解决困难时，就产生了危机。如果危机不能得到及时缓解或解决不当，会导致情感、认知和行为方面的功能失调，甚至可能导致个体精神崩溃或自杀。因此，危机干预强调干预时间的紧迫性和干预的效果，要尽可能地在短时间内采取有效的应对策略，帮助人们恢复失衡的心理状态。

（一）心理危机干预的概念

心理危机干预是在短程心理治疗基础上发展起来的心理干预方法，它以解决问题为目标，通过给予当事人关怀、支持和援助，使之恢复心理平衡，安全渡过危机，并不涉及对心理危机当事人的人格矫正，具有疏通思想、救人于危难的性质。

（二）心理危机干预的对象及任务

1. 心理危机干预的对象　在危机面前，个体可能做出的反应有三种形式：第一种是个体能够自己有效地应对危机，从中获得经验，危机过后产生积极的变化，使自己变得更为强大；第二种是个体虽然能够渡过危机，但只是将不良的后果排除在自己的认知范围之外，因为没有真正解决问题，在以后的生活中，危机的不良后果还会不时地表现出来；第三种是个体在危机开始时心理就崩溃了，如果不提供立即的、强有力的帮助，就不可能恢复。第一种是最理想的状态，第二种、第三种则是心理危机干预服务的对象。

具体来说，心理危机干预的对象主要有以下几种。

（1）遭遇突发事件而出现心理或行为异常的人，如受到自然、经济、文化的重大冲击或家庭发生重大变故的个人。

（2）学习、生活、工作压力过大出现心理或行为异常的个人。

（3）感情如恋爱、婚姻、家庭受挫后出现心理或行为异常的个人。

（4）人际关系失调后出现心理或行为异常的个人。

（5）性格过于内向、孤僻、少语、缺乏社会支持的人。

（6）严重适应不良导致心理或行为异常的个人。

（7）家庭贫困、经济负担重、深感自卑的个人。

（8）患有严重躯体疾病或终末期疾病、感觉很痛苦、治疗周期长的人。

（9）患有严重心理疾病而出现心理或行为异常的个人。

（10）由于身边的人出现危机状况而受到影响，产生担心、焦虑、困扰、恐慌的个人。

2. 心理危机干预的任务

（1）连续任务：评估、保障安全和提供支持，是心理危机干预的基础性任务，在心理危机干预的过程中需要持续不断或者多次反复进行。

（2）焦点任务：指在心理危机干预中，需要在某个阶段集中进行的任务，主要包括建立联系、重建控制、解决问题和后续追踪。

（三）有效心理危机干预的表现

1. 危机当事人症状缓解或消除　是最直接、最有效的标准之一。

2. **干预前后测量结果的比较** 通过干预，危机当事人心理症状的量表分数得以改善，表明干预取得了一定的效果。

3. **危机当事人社会功能恢复的状况** 心理危机一般会导致社会功能受损，通过心理危机干预，当事人的社会功能得以部分或者全部恢复，如可以与人正常地交往，工作、学习效率提高等，则说明干预具有一定的效果。

二、心理危机干预的目的和原则

（一）心理危机干预的目的

1. **稳定情绪** 尽力阻止危机事件后悲痛情绪的进一步扩大和蔓延。

2. **缓解急性应激症状** 主要针对出现灾后应激问题的个人和群体进行心理方面的支持与治疗。

3. **重建个体的各项心理和社会功能** 引导和帮助当事人重建心理与社会功能，使其恢复生活适应能力，这是心理危机干预的最终目的。

（二）心理危机干预的原则

1. **针对性原则** 心理危机干预者需要迅速确定要干预的问题，并针对问题给予合理的心理干预方案。强调以问题为主，并立即采取相应措施。危机发生后，如果没有及时地对问题进行处理，后续的心理变化和环境影响可能会使干预的问题变得复杂而不稳定。

2. **支持性原则** 处在危机中的人比平时更需要支持。他们不仅需要当下的直接支持，而且会努力寻求更多的来自家庭、单位、社区的支持。此时，最好有其家人或朋友参加心理危机干预。应当注意，要鼓励当事人自信，不要让其产生依赖心理。

3. **行动性原则** 个体面临和应对心理危机的过程中，常常会表现出逃避矛盾和困难，或者出现应对措施不当的情况。危机干预工作者要积极地给予支持，给他们提供建设性的建议，使他们明确在面对危机时应该做些什么，怎样采取合适的、行之有效的应对行为，帮助当事人有所作为地对待危机事件。

4. **正常性原则** 将心理危机作为心理问题处理，而不是作为心理疾病进行处理。心理危机干预是借用简单的心理治疗手段，帮助当事人分析事件的性质及其在事件中扮演的角色，指出当事人的当前目标、生活风格和思想观念的不合理性及面对事件所采取的错误的自我防御机制。也就是说心理危机干预的对象未必是"患者"，我们通常称之为"求助者"。

5. **完整性原则** 心理危机干预活动应该是完整的。心理危机干预活动一旦进行，应该采取措施确保干预活动得到完整的开展，避免再次创伤。此外，要注重心理危机干预评估的完整性。每次干预活动完成后，都要对干预过程及效果进行评估，以确保干预的科学有效性，并为接下来的干预提供参考依据。

6. **保密性原则** 严格保护当事人的个人隐私，不随便向第三者透露当事人个人信息。

三、心理危机干预的基本流程

心理危机干预是心理危机干预工作者帮助危机当事人解决其心理问题的过程。对于心理危机干预工作者来说，首先是需要明确干预目标。接下来，围绕着拟定的干预目标，通过不断评估当事人的状态，与当事人建立积极的工作关系，并使用心理学的技术，促

考点
心理危机干预的目的、原则

考点
心理危机干预的基本流程

使心理危机当事人进行自我探索和改变。

（一）建立关系

良好的关系是心理危机干预的前提和重要保障，是心理危机干预的核心内容之一。关系建立的好坏将直接影响干预的效果。给予当事人尊重、真诚、热情、共情、积极关注，可起到心理干预的作用。

（二）心理评估

心理评估是应用临床访谈、心理测验、认知行为评估等技术对个体心理进行全面、系统和深入的客观描述的过程。准确的心理评估是有效干预的保障。心理评估需要综合使用多种评估技术，使其贯穿于心理危机干预的整个过程，并在心理危机干预的过程中持续完善和丰富。

（三）确定目标

通过心理评估，心理危机干预工作者能全面准确地了解危机当事人的具体问题及认知、行为和个性特征，并在此基础上制定心理危机干预目标。商定干预目标需要危机干预工作者与当事人共同参与、共同配合，既要有具体的短期小目标，又要有长远发展和较为完善的大目标，才能更好地促进危机当事人的心理健康，充分挖掘人的潜能，实现人格完善。

（四）实施干预

1. 调动当事人的积极性　心理危机干预的本质是危机干预工作者运用心理学的理论和方法帮助处于危机中的个体，使之恢复心理平衡的过程。其关键是要调动当事人的积极性，鼓励当事人自我探索和改变。

2. 对当事人启发、引导、支持和鼓励　危机干预工作者既要站在当事人的角度启发引导，帮助他们认识、领悟自身的问题，还要给予支持鼓励，推动他们进行自我探索。

3. 克服影响干预的因素　在心理危机干预的过程中，危机干预工作者通过调动当事人的积极性，并运用启发、引导、鼓励、支持等方法推动当事人向着干预目标前进。此过程并不都是一帆风顺的，可能会遇到一些阻碍因素，危机干预工作者应当及时发现并帮助当事人克服这些阻碍，保证干预工作的顺利进行。

（五）干预结束及随访

干预进行一段时间且基本实现干预目标后，就可以考虑进入干预结束阶段了。干预结束的时机，一般应在基本达到干预目标后，由双方商定，均认为可以结束为宜。

干预结束前，心理危机干预工作者应综合所有资料，为当事人做一次全面的分析与总结，使当事人对自我有一个更清晰的认识，明确今后努力的方向。心理危机干预工作者不仅要强调干预的要点，而且要总结干预效果，充分肯定当事人取得的进步及变化，帮助当事人在以后的生活中，充分运用所学的方法和经验。此外，要引导当事人做好接受离别的思想准备。

随访是在干预工作结束一段时间后，心理危机干预工作者通过电话、网络或者面对面等形式与当事人取得联系，了解干预结束一段时间后当事人的情况，检验干预效果，督促其积极成长，也是心理危机干预重要的一个步骤。

自测题

一、A₁/ A₂ 型题

1. 应激反应最贴切的含义是指个体因为应激源所发生的（　　）
   A. 生物、心理、社会、行为方面的变化
   B. 认识、意志、情绪、个性方面的变化
   C. 躯体器质性和躯体功能性方面的变化
   D. 心理障碍、心身障碍、心身疾病等心身病理方面的变化
   E. 幻听、幻觉、妄想等精神症状方面的变化

2. 应激生理反应的神经机制主要通过以下哪种途径调节（　　）
   A. 下丘脑-腺垂体-靶腺轴
   B. 丘脑下部-腺垂体-肾上腺皮质轴
   C. 交感神经-肾上腺髓质轴
   D. 丘脑下部-腺垂体-甲状腺轴
   E. 丘脑下部-神经垂体轴

3. 以下不属于心身疾病范围的是（　　）
   A. 颈椎病　　　　　　B. 糖尿病
   C. 支气管哮喘　　　　D. 冠心病
   E. 消化性溃疡

4. 以下哪种因素不是引起儿童支气管哮喘发作的不良心理因素（　　）
   A. 母子关系冲突　　　B. 家庭不和
   C. 意外事件　　　　　D. 患儿过分依赖
   E. A 型行为

5. 心理危机干预基本流程中，（　　）贯穿于整个过程，是有效干预的保障
   A. 建立关系　　　　　B. 心理评估
   C. 确定目标　　　　　D. 实施干预
   E. 干预结束及随访

6. 心理危机干预的最高目标是（　　）
   A. 缓解当事人的心理压力
   B. 稳定情绪
   C. 缓解急性应激症状
   D. 恢复当事人的社会适应能力
   E. 提高当事人解决问题的能力

7. 心身疾病的治疗原则是（　　）
   A. 综合考虑心理、生理和社会三个方面
   B. 心身同治
   C. 消除心理社会刺激因素
   D. 消除生物学症状
   E. 消除心理学病因

二、A₃/ A₄ 型题

（8～10 题共用选项）
   A. 疾病　　　　B. 认知障碍　　　C. 职业变动
   D. 高温或低温　E. 风俗习惯造成的刺激

8. 属于心理应激源的是（　　）

9. 属于社会应激源的是（　　）

10. 属于文化应激源的是（　　）

（李家忠）

第6章

心理护理的基本技能

随着医学模式的转变，心理护理已成为临床护理的重要组成部分，成为患者康复过程中必不可少的重要环节。心理护理是指在临床护理实践中，护理人员以心理学的理论和方法为指导，以良好的人际关系为基础，积极影响和改变患者不良的心理状态及行为，促进其康复或向健康发展的过程。常用的心理护理技能主要包括与心理护理相关的心理评估、心理咨询和心理治疗等。

第1节 心 理 评 估

考点
心理评估
的概念

一、心理评估的概念和作用

（一）心理评估的概念

心理评估是评估者依据心理学的理论和方法对个体的心理品质及其水平等做出全面、客观、系统的评价和鉴定的过程。

（二）心理评估的作用

目前，心理评估在心理学、医学、教育、司法、人力资源等诸多领域得到了广泛应用，根据被评估者的具体情况，心理评估的作用主要如下。

（1）在进行心理干预之前为临床心理治疗师提供信息。

（2）进行医学和心理学研究。

（3）为教育和人才选拔等提供参考依据。

（4）对当事人的责任能力做出鉴定或司法鉴定等。

在临床护理中采用心理评估，可对有心理问题、心理障碍或心理疾病的人做出心理方面的判断和鉴别，这对于明确心理护理预期目标、合理制订心理护理方案、有效实施心理护理有着至关重要的作用。

考点
心理评估
在护理工
作中应用
的主要方
面

二、心理评估在护理工作中的应用

在护理工作中，心理评估主要应用于以下方面。

（一）筛选心理护理对象

护理人员可对患者的心理状态进行评估，从中筛选有异常心理变化的患者，及时采取相应干预措施。值得注意的是，常常在初次评估时患者未发生心理失衡，但随着疾病的发展或遭遇其他一些不良社会生活事件，患者的心理会发生变化，随时可能出现不良的心理反应，因此对患者的心理状态需要动态监测。

（二）区分心理护理等级

理清患者心理问题的轻重缓急，采取相应等级的心理护理措施。例如，对住院治疗的癌症患者，可根据其心理评估的结果，确定其"心理护理等级"，酌情投入时间和精力。

对评估为"严重抑郁、有明显自杀意向"的癌症患者,护士必须给予高度关注和紧密跟踪并有针对性地进行危机干预;对评估为"轻度抑郁"的癌症患者,则给予一般意义上的心理护理。在人手少、时间有限的情况下可减少临床实施心理护理的盲目性,显著提高心理护理的针对性。

(三)提供心理护理依据

不同的患者即使具有相似的情绪或行为反应,但其背后的原因和影响因素也常是不同的。心理评估不仅需要把握患者当前的心理状态,还需要对其不良心理行为反应的成因和影响因素做全面深入的分析,护理人员可以据此做出相应的心理护理计划。

(四)评价心理护理效果

通过评估并比较心理护理前后患者的心理状况,可以评价心理护理策略的效用。例如,对有严重抑郁的癌症患者施予一系列心理干预措施后,可以通过心理评估来了解患者的心理危机是否化解,或其严重心理失衡是否明显改善。如果干预效果不明显,护士则需要根据患者心理的动态变化调整干预对策,以增强心理护理的科学性。

三、护士实施心理评估的原则和注意事项

(一)临床心理评估的实施原则

1. **综合评估原则** 临床心理评估的方法各有其优势和不足,可酌情同时或交替使用2~3 种评估方法,综合多种渠道所获得的信息,这样才能比较准确地评估患者的心理状态,识别患者的心理危机及其影响因素。

2. **动态实时原则** 患者的心理活动除随疾病变化而波动,还可受诊疗手段、医院环境、自身人格特征等影响,任何阶段都有发生心理失衡或危机的可能,故临床心理评估必须遵循动态实时的原则。

3. **循序渐进原则** 一般可先确定患者是否存在威胁心身健康的负面情绪,若某患者的心理评估结果提示其伴有严重的抑郁或焦虑,则要进一步评估其发生不良心理反应的原因。遵循循序渐进的原则,可减少心理评估的盲目性,不给评估双方增加过多的负担。

(二)临床心理评估的注意事项

1. **赢得患者认同** 心理评估若得不到患者的充分认同,其结果便会大打折扣。评估人员应尽其所能让患者了解评估的积极意义,避免患者对评估产生误解,这样才能保证评估结果真实、可靠。

2. **保护患者隐私** 无论以哪种方法实施评估,都可能涉及患者的个人隐私。评估人员必须严格遵守心理评估的职业道德,妥善保管患者的个人资料。

3. **尊重患者权益** 临床心理评估同样需要患者的知情同意并出于自愿,绝不能违背患者的意愿。如患者不予合作,可先用观察法观察其表情动作,分析其情绪状态,发现异常及时予以干预。

考点
临床心理评估的实施原则和注意事项

第 2 节　心理评估的常用方法

一、观察法

（一）观察法的概念和类型

观察法是指通过对被观察者的可观察行为（如动作、姿态、表情、言语等）进行有目的、有计划的观察、记录和分析，从而对其心理行为变化规律做出评定和判断。

一般根据研究者是否参与被观察者的活动，观察法可以分为自然观察法和控制观察法两种类型。

1. 自然观察法　是指在不受任何人为干扰的自然情境中对被观察者的行为反应进行观察、记录和分析。此时，被观察者通常并未察觉自己正在被观察评估，会呈现出其本来的行为方式和心理表现，结果更加真实可靠，但比较费时费力，评估者需要被动等待被观察者的目标行为出现。

2. 控制观察法　是指在经过预先布置的特定情景中观察被观察者的行为表现。此种方法可以快速获得想要获得的资料信息，比较省时省力，但有时被观察者察觉到自己的行为受到他人的观察，可能导致行为表现失真，不易获得真实情况。

（二）观察法应用的注意事项

观察法的应用，要考虑行为观察结果尽可能客观、完整和准确。

（1）具体操作前要确定观察的目标行为，主要包括被观察者的仪表、身体状况、言谈举止、应对方式、应变能力等。

（2）选择适宜的观察途径和方式，如使用直接连续性观察还是轮换性观察。

（3）设定明确的观察指标，如确定观察期、观察次数、间隔时间、观察持续的时间等。

（4）明确对观察资料的记录方法，是叙述性记录（按目标行为发生的时间顺序描述或推理记录）还是事件性记录（按目标行为或事件发生频率来记录）。

（三）观察法的特点

1. 优势　观察法使用方便，得到的材料比较真实而客观。对儿童、重症患者和一些精神障碍者而言，采用此法进行心理评估更具可操作性。

2. 不足之处　观察法的不足之处在于观察到的只是外显行为，且观察结果不易重复，因此，对于内隐的认知评价、态度、情感等过程的研究难以应用该方法。如果观察者感兴趣的行为发生频率较低，应用观察法将需要花费大量的时间和精力。此外，观察结果的有效性还取决于观察者的观察能力、分析综合能力，因此其使用受到一定的限制。

二、访谈法

（一）访谈法的概念

访谈法又称晤谈法或会谈法，心理评估者通过与被评估者面对面交谈，收集被评估者心理属性特征及引起心理异常的原因等资料，为临床心理护理提供相关依据，是心理评估获得资料的一种重要技术。

（二）访谈法的注意事项

（1）真诚地倾听被访者的叙述，不仅要注意其说话的内容，还要通过语调、表情和姿势注意他们是如何说的，以此来领会被访者的情感和意图等重要隐性信息。

（2）做到价值中立，在谈话过程中评估者必须保持一种不做任何是非评价的态度，因为只有这样才能使被访者敞开心扉，无所顾忌地讲述，从而获得更全面、更真实的信息。

（3）访谈中要注意使用技巧来控制谈话的方向，随机应变。

（4）注意区别被访者的讲述与其真实的情绪行为是否一致，力求获得真实的资料。

（三）访谈法的特点

1. 优势　具有较好的灵活性，访谈者和被访者面对面交流，可以及时解释、澄清问题，也可以根据具体情况调整问题的多少和时间的长短。

2. 不足之处　首先，访谈法的效果受访谈者自身的知识水平和会谈技巧的影响较大，因此对访谈者的要求较高。其次，访谈问题较复杂时，其结果不易于量化分析。再次，访谈的内容很难完整记录，可能会丢失部分信息。最后，访谈法一般需要面对面交流，费时费力，不适合大面积调查时使用。

三、心理测验

（一）心理测验的概念和分类

心理测验是指在标准条件下，依据心理学的知识和方法，对人的心理状态和行为表现进行客观分析和描述的过程。它是一种定量分析的方法。在护理领域应用心理测验主要是对健康者、患者心理的某个特定方面进行评定，如智力、人格、特殊能力、情绪状态、行为表现等方面的评定。

心理测验数量很多，临床上常用的有百余种。通常按测验的目的和功能来分类，主要有能力测验、人格测验、神经心理测验、评定量表和职业咨询测验等。

考点
心理测验的概念及标准化心理测验的条件

（二）标准化心理测验的条件

标准化心理测验，需要通过一套标准程序建立测验内容，制定评分标准，固定实施方法，而且测验应具备主要的心理测量学技术指标且达到国际上公认的水平。

1. 测验工具的标准化

（1）常模：是指某种心理测验在某一人群中测查结果的标准量数，也就是提供一个可比较的标准。某个人在某项测验中的结果只有与常模标准比较，才能确定测验结果的实际意义。而这一结果是否准确，在很大程度上取决于常模样本的代表性。

1）样本：这里指的是标准化常模样本。为了保证常模样本的代表性，取样时需考虑影响该测验结果的主要因素，如样本的年龄范围、性别、地区、民族、教育程度、职业等，通常会根据人口资料中这些因素的构成比情况采用随机抽样方法来获得常模样本。如果是临床评定量表，常模样本取样还应考虑疾病诊断、病程及治疗等情况。

一般而言，取样误差与样本大小成反比，样本量越大，常模样本的代表性越强，但也要考虑人力、物力、时间等条件的限制。根据样本的大小和来源，可以分为全国常模和区域常模。区域常模适用范围有一定的局限，但对于相同区域的被试而言，区域常模比全国常模更准确。

值得注意的是，标准化常模样本是一定时空的产物，随着时间的推移和地点的变更，标准化样本就失去了标准化的意义，常模也不再适用于当前状况，必须重新修订。因此在选择常模时，应注意选择较为新近的常模。

2）常模的一般形式

A. 均数：是一种常模的普通形式，是标准化样本的平均值，当某被试在测验中的直接得分（或称粗分、原始分）与之相比较时，才能确定其得分的高低。

B. 标准分：由于粗分的意义非常有限，不具备可比性，如某被试在算术测验中原始得分为15分（最高分为20分），而在词汇测验中原始得分为40分（最高分为80分），显然这两个粗分很难进行直接比较。另外，粗分在不同年龄或不同群体被试之间也不具备可比性。然而心理测验的基本目的就是比较这两个方面的差异。要实现这一目的，运用标准分作常模是一种较好的手段。标准分形式很多（如 T 分数、离差智商等），其共同点都是基于统计学的正态分布理论。因此，采用标准分作为常模形式的基本条件就是测验的分数在常模样本中要呈正态分布。

C. 百分位：也是一种常用的常模形式，它比标准分更容易理解。一般将成绩按由高到低的次序排列，计算出常模样本分数的各百分位范围，再将被试的成绩与常模相比较。如果被试成绩相当于85%的百分位，说明其成绩在标准化样本中的情况为，样本中85%的成绩在他之下，15%的成绩在他之上，以此类推。

D. 划界分：这类常模在筛选测验和临床评定量表中常用，如考试成绩用100分制时，设定60分为及格，60分即为划界分。一般入学考试的划界分常因考生人数和录取人数而异。

E. 比率（或商数）：这类常模形式也较常用，如神经心理测验中的损伤指数就是一种比率常模形式，目前这种常模形式在发展量表中使用较多。

（2）信度：指测验分数的可靠性程度，即同一名被试在不同时间用同一测验（或用另一套相等的测验）重复施测，所得结果的一致性程度。信度受随机误差的影响，随机误差越大，信度越低。信度系数是信度的重要指标，它是一种相关系数，常常是同一名被试样本所得两组资料的相关系数。其数值范围为0～1，越接近1，表明误差越小，测验结果越可靠；越接近0，表明误差越大，测验结果越不可靠。

（3）效度：指测验结果的有效性或准确性，即某种测验所测量的与所要测量的心理特点之间的符合程度。效度除了受随机误差的影响外，还受系统误差的影响，因此，测验的信度高，效度未必高，但效度高，信度一定高。测验效度通常用相关系数表示，它只有程度上的不同。评价一个测验时，不应该直接判定其"有效"或"无效"，而应该用效度较高或较低来表示。任何测验的效度都是对一定的目标来说的，我们不能笼统地说某测验效度高或低，而应该说它对于测量什么的效度高或低。

2. 测验情景的标准化　一是指实施心理测验要有良好的环境，测验的场所环境安静，有适当的光线，空气流通，无噪声和外来干扰，室内布局不要过于复杂，以避免一些被试在复杂环境中产生紧张情绪或好奇心而分散注意力，影响测验结果。二是测验情景需要有统一的指导语、测验内容、测验方法、评分标准、计分方法，才可保证测验结果的准确可靠。

3. 对主试的要求　主试需具备相关的心理学知识，以及社会学、伦理学、行为医学、精神病学等相关学科的知识；经过专门的心理测验训练，有娴熟的测验技术，能严格按照标准化的程序进行施测；具有较高的智能水平、良好的沟通能力和技巧、健全的人格，测验中应遵守职业准则，工作态度认真负责，对待被试热情、耐心，严格守密，保证测验内容不外泄。

4. 对被试的要求　被试在测验前应了解测验的目的，熟悉测验程序，自愿接受测验，态度认真，情绪轻松稳定，尽力合作，以自身的状态实事求是地完成心理测验。

（三）心理测验的特点

1. 优点

（1）心理测验是一种量化程度很高的测量技术，可以在较短时间内收集到大量的定量化资料，是心理学研究的一个重要方法和决策辅助工具。

（2）心理测验的编制十分严谨，并经过标准化和鉴定，因此相较于观察法和访谈法等其他方法更准确、更客观。

2. 不足之处

（1）心理测验是对人的心理特质的间接测量与取样推论，不可能完全准确。

（2）测验过程中一些无关因素的干扰很难完全排除，会影响到测验结果的稳定性和准确性。

（3）测验分数不是一个确切点，而是一个范围，一个最佳估计。

（四）心理测验的合理使用

应用心理测验能否获得准确、客观的资料信息，关键在于能否合理使用心理测验。如果心理测验使用不当，就可能导致判断失误，造成不同程度的不良后果。因此，在使用心理测验时，应注意以下几个方面。

考点
心理测验
使用的注
意事项

1. 心理测验的选择　心理测验的种类很多，如何选择合适的测验是保证测验结果准确性的先决条件，一般而言，选择时应遵循以下原则。

（1）根据临床或科研工作中不同的评估目的，如心理能力鉴定、协助疾病诊断、疗效比较、预后评价等来选择相应的心理测验，或组合使用多种测验来满足不同的需求。

（2）选择常模样本能代表被测者情况的测验，如被测者的年龄、受教育程度、心理特点、居住区域等必须符合测验常模样本的要求。

（3）优先选用公认的标准化程度高的测验。

（4）选用国外引进的心理测验时，应尽可能选择经过我国修订和再标准化的测验。

（5）施测者应选用自己熟悉和具有使用经验的测验。

（6）选用信度和效度较高的心理测验。

2. 心理测验的使用　施测者在使用心理测验时应做到以下几个方面。

（1）施测者在使用心理测验之前，应经过正规的心理学理论学习和心理测验的专业训练，并经过一定的操作实践。

（2）防止滥用，只有在确有必要时才可进行心理测验。

（3）施测者须严格遵守保密原则。既要对测验材料保密，以防使测验失去控制造成非专业人员的不当使用，也要对测验结果保密，避免对被测者产生不良影响。

（4）在施测过程中始终做到以平等的态度对待、尊重被测者。

（5）尽可能与被测者建立和谐关系，保持测验情境良好。

（6）严格按照测验的操作规定实施测验，包括正确安排测验材料，给予指导语和提问，记录回答和记分，并及时观察被测者在测验时的行为，准确书写测验报告等。

3. 心理测验结果的分析

（1）对心理测验的结果应持正确的态度。由于心理测验的理论和技术本身都处在不断发展中，看待测验结果不可过于绝对化，过分怀疑或绝对信任都是有失偏颇的态度。

（2）综合分析、动态看待测验结果，在分析结果时应结合被测者的生活经历、生活环境、文化背景及通过观察法、访谈法获得的资料全面考虑。

第3节　心理测验在护理工作中的应用

考点
比率智商的计算方法和适用范围；离差智商的计算方法和适用范围；韦克斯勒量表

一、智力测验

智力指个人的一般能力，包括观察力、注意力、记忆力、想象力、思维力等。智力测验是评估人的一般能力的方法，在临床上用途很广。智力测验结果常常以 IQ 来表示智商，智商是智力测验结果的量化单位，用于衡量个体智力发展水平。智商主要有比率智商和离差智商两种。

（一）比率智商

比率智商计算方法：$IQ=MA/CA\times100$，其中 MA 为智龄，指智力所达到的年龄水平，即在智力测验上取得的成绩；CA 为实龄，指测验时的实际年龄。比率智商有一定局限性，它建立在智力水平与年龄成正比的基础上，实际上智力发展到一定年龄后稳定在一定水平，呈现平台状态，此后随着年龄增长，智力便开始下降。因此，比率智商适用最高实际年龄限制在 15 岁或者 16 岁。

（二）离差智商

离差智商是用统计学的标准分概念来计算的智商，表示被试的成绩偏离同年龄组平均成绩的距离（以标准差为单位）。每个年龄组 IQ 均值为 100，标准差为 15，计算公式为 $IQ=100+15(X-x)/s$，公式中 X 为被试得的原始分数，x 为被试所在年龄组的平均分数，s 为样本成绩的标准差，$(X-x)/s$ 是标准分（Z）计算公式。离差智商实际上不是一个商数，当被试得到的 IQ 为 100 时，表示他的智力水平恰好处于平均位置。如果 IQ 为 115，说明被试的智力水平高于平均智力的一个标准差，为中上智力水平。如果 IQ 是 85，则表示被试的智力水平低于平均智力的一个标准差，为中下智力水平。离差智商计算克服了比率智商计算受年龄限制的缺点，已成为通用的智商计算方法。

（三）韦克斯勒量表

韦克斯勒量表（wechsler scale）是目前世界上使用最为广泛的智力评估测验，它是由美国心理学家韦克斯勒（Wechsler）编制的。1981 年以后，我国龚耀先、林传鼎等心理学家先后对韦克斯勒量表进行修订，形成了适合我国文化背景使用的韦克斯勒量表。目前使用比较广泛的包括用于 16 岁以上人群的韦克斯勒成人智力量表（Wechsler Adult Intelligence Scale，WAIS）及其修订本（WAIS-RC）、用于 6～16 岁韦克斯勒儿童智力量表（Wechsler Intelligence Scale for Children，WISC）及其中国修订本（WISC-CR 和 WISC-

Ⅳ）和用于 3～6 岁韦克斯勒幼儿智力量表（Wechsler Preschool and Primary Scale of Intelligence，WPPSI）及其中国修订本（C-WPPSI）。韦克斯勒智力测验包含 11 个分测验，其中 6 个分测验组成言语量表，5 个分测验组成操作量表。

二、人格测验

考点
艾森克人
格问卷

人格测验也称个性测验，主要方法有问卷法和投射技术。人格问卷由许多涉及个人心理特征的问题组成，常用的有艾森克人格问卷（Eyosenck Personality Questionnaire，EPQ）、明尼苏达多相人格调查表（Minnesota Multiphasic Personality Inventory，MMPI）和卡特尔 16 种人格因素问卷（Cattell 16 Personality Factor Questionnaire）。投射技术包括几种具体方法，如罗夏墨迹测验（Rorschach Inkblot Test）、主题统觉测验、逆境对话测验等。

（一）艾森克人格问卷

艾森克人格问卷是由英国心理学家艾森克（Eysenck）编制的，可用于一般人群个性的评估。在心理诊断、心理咨询、心理健康教育方面有较高的诊断参考价值。EPQ 分为成人版和儿童版，分别适用于 16 岁以上成人和 7～15 岁儿童。我国心理学家龚耀先教授修订的成人版和儿童版均有 88 项。EPQ 包括 4 个分量表，分别是 E 量表（内向和外向）、N 量表（神经质）、P 量表（精神质）、L 量表（掩饰性）。

（二）明尼苏达多相人格调查表

明尼苏达多相人格调查表是由哈撒韦（Hathaway）和麦金利（McKinley）于 20 世纪 40 年代初编制的。1980 年初，我国宋维真等学者完成了 MMPI 中文版的修订工作，并制定了全国常模。

1989 年，布彻（Butcher）等完成了 MMPI 的修订工作，称 MMPI-2。20 世纪 90 年代，MMPI-2 被引入我国，张建新、宋维真教授等对 MMPI-2 进行了标准化工作，制定了中国常模。MMPI-2 共有 567 个项目，分为 17 个分量表，其中包含 10 个临床量表（包括疑病、抑郁、癔症、病态性偏离、性向、偏执、精神衰弱、精神分裂、轻躁狂、社会内向）和 7 个效度量表（疑问、掩饰、诈病、校正、后部效度、同向答题、逆向答题）。MMPI-2 更能反映现代人的心理特征，主要适用于精神疾病的辅助临床诊断、心理治疗和心理咨询、司法鉴定、人才选拔等领域。

（三）卡特尔 16 种人格因素问卷

卡特尔 16 种人格因素问卷是美国伊利诺伊州立大学卡特尔（Cattell）教授于 1949 年编制的。该问卷有 180 多个题目，包含乐群、聪慧、稳定、恃强、兴奋、有恒、敢为、敏感、怀疑、幻想、世故、忧虑、激进、独立、自律和紧张等 16 种因素的内容，这些因素的不同组合构成了一个人的独特个性。卡特尔 16 种人格因素问卷可对人的多个侧面的人格特征进行评估，对于选拔人才和职业咨询等也具有一定的参考价值。

链　接　罗夏墨迹测验

1921 年，罗夏（Rorschach）出版专著《心理诊断学》。在这本书中，他系统阐述了自己对于墨迹所做的详尽的分析研究结果。他认为，通过墨迹测验，可以在一定程度上测试个人的性格特征，有助于揭示个人的病态心理或者心理强项。

罗夏墨迹测验共有 10 块墨迹，包括 5 块黑色墨迹、2 块红黑墨迹和 3 块多种颜色混合墨迹。测试者按照特定顺序展示每张印着墨迹的卡片，然后向被测者提问："墨迹构成的图案看上去像什么？"被测者看完所有的墨迹卡片后，需要说出自己的想法，测试者再次向被测者展示卡片，一次展示一张，并要求被测者详细描述他们所看到的内容、从墨迹的哪里看到、墨迹的哪些要素使他们产生现有的想法等。墨迹可以倾斜，可以倒放，可以旋转，可以用任意方式处理。测试者需要记录被测者的所有言语和所有行为及每次反应所用的时间。然后通过对被测者的反应做系统的分析和评分，得到一份测试结果并对测试结果做出一定的解释。

如果被测者没有及时做出反应，或无法描述在卡片上墨迹的内容，这可能说明，被测者无法理解卡片所展示的主题内容，或者是卡片中的主题是被测者不愿意面对的。

考点
90 项症状自评量表、抑郁自评量表

三、评定量表

评定量表是用来量化观察中所得印象的一种测量工具，其中应用最多的是症状自评量表，它让患者自己来衡量有哪些自觉症状及其严重程度。

（一）90 项症状自评量表

90 项症状自评量表（Symptom Checklist 90，SCL-90）由 90 个项目组成，适用于成年的神经症、适应障碍及其他轻度精神障碍患者。需要指出的是 SCL-90 自评得分高往往说明可能存在心理问题，但不一定是精神类疾病。

1. **量表因子及评分方法**　量表有 10 个因子，分别是躯体化、强迫症状、人际关系敏感、抑郁、焦虑、敌对、恐怖、偏执、精神病性、附加因子（主要反映饮食和睡眠情况）。

该量表由被评估者对自己最近 1 周的情况进行自评，采用 5 级（1～5 或 0～4）评分制，分别表示"没有""轻度""中度""偏重""严重"，分值越大说明症状越严重。具体说明如下。

没有：自觉无该项症状，计 1 分。

轻度：自觉有该项症状，但对自己并无实际影响或影响轻微，计 2 分。

中度：自觉有该项症状，对自己有一定影响，计 3 分。

偏重：自觉常有该项症状，对自己有相当程度的影响，计 4 分。

严重：自觉出现该项症状的频率高、强度大，对自己的影响严重，计 5 分。

需要说明的是，这里所指的"影响"，既包括由症状造成的心理痛苦和烦恼，也包括症状导致的社会功能受损。其中"轻""中""重"的具体定义，应由被试自己去体会，无须做硬性规定。

2. **统计指标和结果分析**

（1）统计指标：SCL-90 最常用的统计指标如下。

1）总分：90 个项目单项分相加之和，能反映其病情严重程度。

2）总均分：总分/90，表示从总体情况看，该被试的自我感觉位于 1～5 级的哪一个分值程度。

3）阳性项目数：单项分≥2 的项目数，表示被试在多少项目上呈现出"有症状"。

4）阴性项目数：单项分＝1 的项目数，表示被试"无症状"的项目数。

5）阳性症状均分：阳性项目总分/阳性项目数，或者用（总分－阴性项目数）/阳性项目数，表示被试在"有症状"项目中的平均得分，反映该被试自我感觉不佳的项目的严重程度究竟介于哪个范围。

6）因子分：组成某一因子的各项目总分/组成某一因子的项目数，通过因子分可了解患者症状的分布特点。

（2）结果分析：根据总分、阳性项目数、因子分等评分结果可以判断是否有阳性症状，是否需要进一步检查。按全国常模结果，总分超过 160 分或阳性项目数超过 43 项，抑或任何一个因子分超过 2 分，可考虑筛选阳性。需要注意的是，筛选阳性只能说明被测者可能存在心理问题，并不意味着一定患有心理疾病。如果要做出诊断，则必须参照相应的疾病诊断标准。

（二）抑郁自评量表

抑郁自评量表（Self-Rating Depression Scale，SDS）是由美国杜克大学的教授 Zung 于 1965 年编制的，能全面、准确、迅速地反映被测者抑郁状态的严重程度及在治疗中的变化情况。该测验适用于各种职业、文化阶层及年龄段的正常人或各类精神患者。

1. **项目及评定方法**　SDS 含有 20 个项目，由被试对最近 1 周的情况进行自我评定。20 个问题反映抑郁的 4 组特异性症状：①精神病性情感症状，包括抑郁心境和哭泣 2 个项目。②躯体性障碍，包括情绪的日间差异、睡眠障碍、食欲减退、性欲减退、体重减轻、便秘、心动过速和易疲劳共 8 个项目。③精神运动性障碍，包括精神运动性迟滞和激越 2 个项目。④抑郁的心理障碍，包括思维混乱、无望感、易激惹、犹豫不决、自我贬低、空虚感、反复思考自杀和不满足共 8 个项目。

量表按照症状发生的频率采用 1~4 级来评分。"没有或很少时间"为 1 分，"少部分时间"为 2 分，"相当多时间"为 3 分，"绝大部分或全部时间"为 4 分。若为正向评分题，粗分依次评为 1 分、2 分、3 分、4 分；反向评分题（题的序号前有"*"的）则为 4 分、3 分、2 分、1 分。

2. **统计指标和结果分析**　被试答完全部项目后，把 20 个项目得分相加，便得到总粗分，然后用总粗分乘以 1.25 以后取整数部分，就得到标准分。按照中国常模，划界分可设为 53 分。一般认为 53 分以下无抑郁，53~59 分为轻度抑郁，60~69 分为中度抑郁，70 分以上为重度抑郁。

（三）焦虑自评量表

焦虑自评量表（Self-Rating Anxiety Scale，SAS）由 Zung 于 1971 年编制而成，用于评定焦虑患者的症状严重程度。该量表从构造形式到具体评定方法都与 SDS 十分相似。

1. **项目及评分方法**　SAS 共 20 个项目，包含的症状有焦虑、害怕、惊恐、手足颤抖、呼吸困难、睡眠障碍等与焦虑情绪关系密切的状况。

量表的评分方法与 SDS 一样，采用 4 级计分制。"没有或很少时间有该症状"为 1 分；"少部分时间有该症状"为 2 分；"相当多时间有该症状"为 3 分；"绝大部分或全部时间有该症状"为 4 分。大多数项目为正向计分，只有 5、9、13、17、19 这五个项

考点
焦虑自评量表的使用和结果分析

目为反向计分。

2. 统计指标和结果分析　被测者在 20 个项目上的得分相加得到总粗分后，用总粗分乘以 1.25 并取整数，即得标准分。低于 50 分者为正常，50～59 分者为轻度焦虑，60～69 分者为中度焦虑，70 分以上者为重度焦虑。

第 4 节　心理干预技术在护理工作中的应用

一、心理咨询

迄今世界上心理咨询的发展已有近百年的历史，建立在科学理论基础上的心理咨询是从 20 世纪 50 年代开始迅速发展起来的，但其起源可追溯到 19 世纪末 20 世纪初。

（一）心理咨询的概念和形式

心理咨询是指运用心理学的方法，对心理适应方面出现问题并企求解决问题的求询者提供心理援助的过程。需要解决问题并前来寻求帮助者称为来访者或者咨客，提供帮助的咨询专家称为咨询者。

按照不同的划分标准，心理咨询可分为不同的形式。

1. 按照咨询途径来划分　有门诊咨询、电话咨询、互联网咨询、专栏咨询和现场咨询等。

2. 按照咨询的对象数量来划分　有个别咨询、团体咨询等。

（二）心理咨询的原则

在心理咨询过程中，必须遵循一定的原则，主要有以下几方面。

1. 保密性原则　咨询者应保守来访者的谈话内容和内心的秘密，妥善保管个人信息、来往信件、测试资料等。如因工作等特殊需要不得不引用咨询事例时，也须对材料进行适当处理，不得公开来访者的真实姓名、单位或住址。保密性原则是咨询原则中很重要的一条原则，它既是咨询双方建立相互信任的基础，也是伦理道德和法律的要求。

2. 时间限定的原则　心理咨询必须遵守一定的时间限制。咨询时间一般规定为每次 45 分钟左右，原则上不能随意延长咨询时间或间隔。

3. 自愿的原则　到心理咨询室求询的来访者必须出于完全自愿，这是确立咨询双方关系的先决条件。一般来说，只有因烦恼而感到心理不适并愿意找咨询者诉说烦恼，以寻求咨询者心理援助的人，才能够获得问题的解决。

4. 感情限定的原则　在咨询过程中，咨询者和来访者除咨询关系外不能产生其他情感关系，以避免咨询者不能客观公正地判断事物。

5. 助人自助的原则　咨询者的咨询不是为来访者解决具体的问题，而是帮助来访者自己想清楚问题的所在，从而找出解决问题的方法。"助人"是指通过心理咨询帮助来访者增强自己帮助自己的能力。

6. 重大决定延期的原则　心理咨询期间，由于来访者情绪常常是不稳定的。原则上应规劝其不要轻易做出诸如退休、调换工作、退学、离婚等重大决定。在咨询结束后，来访者的情绪得以安定、心境得以整理之后做出的决定，往往不容易后悔或反悔的概率较小。

（三）心理咨询的基本技巧

心理咨询工作的成败与咨询者在工作过程中是否能灵巧地运用心理咨询的技巧紧密相关。心理咨询的基本技巧主要包括倾听、提问、鼓励、释义、情感反应、解释、反馈、非言语交流等。

1. 倾听　学会倾听是心理咨询的先决条件，也是心理咨询的核心。心理咨询过程中的倾听不同于一般社交谈话中的聆听，它要求咨询者认真地听对方讲话，认同其内心体验，理解其思维方式。咨询者在听对方讲话过程中，尽量不以个人的价值观念来评价来访者的主述（除非涉及法律等问题）。倾听不仅要听懂来访者通过言语、行为所表达出来的内容，还要听出他们在交谈中所省略的和未表达出来的心理内容。另外，倾听不是被动地听，还应该有参与，咨询者应通过简单的语言和肢体动作给予一定的反馈，鼓励来访者把谈话继续下去。

2. 提问　主要有封闭式提问和开放式提问两种。

封闭式提问是指咨询者对来访者所提问题的答案有限定的范围，常采用"是不是""对不对""有没有"等形式提问，如"你和同学的人际关系还好吗？"来访者听到提问后，一般只需做肯定或否定的回答即可。其作用是能在较短时间内获得特定的信息，当来访者偏离正题时，运用此技巧把谈话引回正题。经常用封闭式提问，易令来访者产生被讯问感而压抑自己，降低来访者的咨询动机。

开放式提问是指咨询者对来访者所提的问题没有限定的答案，给来访者回答问题留有充分的自由度。常用"什么""如何""为什么"等形式来提问，如"你能谈谈与同学的关系吗？"运用此技巧可以收集更多的材料，也便于来访者深入地自我剖析，推动交谈向纵深方面发展。但应注意的是，这也会增加咨询者对咨询过程把握的难度，可能会使咨询的方向发生偏离。

一般来说，在咨询中结合使用封闭式提问与开放式提问，把握来访者的问题时会更加全面。

3. 鼓励　是指对那些在了解自己的适应问题、心理困扰或疾病的性质之后表现出消极悲观、缺乏自信的来访者，给予关注、理解和支持。其作用是使来访者能振作精神，鼓起勇气，增强应付危机的信心。例如，咨询者向来访者点头示意或说出肯定、赞同的话；再如咨询者用"你以前那么困难都过来了，说明你很坚强、很勇敢""你身上有许多亮点"等语言使来访者增强自信心。

4. 释义　是指咨询者将来访者谈话的主要内容用自己的话再反馈给来访者。其作用主要有三点：①咨询者向来访者核对自己对来访者说话内容的理解程度，确保理解的准确性；②对来访者起鼓励作用，支持他继续说下去；③重复的"关键词""引导词"可以引导来访者重新审视和剖析自己所面临的情感、适应等困扰，促使谈话更加深入。

5. 情感反应　是指咨询者用词句来表达来访者所谈到、所体验到的感受，即有选择地对其在交谈中表现出的情绪予以注意和反应。它的作用是澄清事件背后隐藏的情绪，推动对感受及相关内容的讨论，也有稳定来访者情绪的作用。

6. 解释　是指咨询者运用有关的心理学理论来说明来访者思想、情感和行为的产生原因、发展过程、实质、影响因素等，促使其从一个新的角度加深对自身问题的认识和

考点
心理咨询的原则、基本技巧

理解，产生领悟，进而做出积极的改变。解释的形式一般有两种，一种是根据咨询者个人的经验及对来访者问题的了解与分析得出的解释，另一种是根据心理咨询与治疗的理论对来访者的问题做出的解释。

7. 反馈　是指来访者所发出的信息到达咨询者后，咨询者通过某种方式又把信息传回给来访者，使来访者的本意得以扩展、澄清或改变。反馈的作用是让来访者知道他个人的问题、想法和做法在咨询者看来是否合理、有效，咨询者是否赞同。反馈技术的运用能让来访者感到咨询者对自己的尊重和关注，从而使咨询双方关系更融洽。

8. 非言语交流　心理咨询的实践表明，在咨询过程中结合非言语交流，能起到强化言语作用、更好地实现反馈和传达情感的作用。非言语交流的途径包括身体姿势、肢体运动、目光接触、面部表情、皮肤接触及声调等。例如，在咨询交谈中，咨询者对来访者保持善意的目光接触，不时点头表示赞扬，都能让来访者感受到咨询者的接受、尊重和理解。

案例　6-1

某患者因身体不适所引起的焦虑前来心理咨询。咨询者的态度很好，在详细了解病史和排除躯体器质性疾病后，很肯定地回答了患者的疑惑，认为患者的躯体症状是功能性的而并非严重的器质性疾病。这使患者减轻了焦虑，燃起了信心和希望。

问题： 1. 咨询者如何体现良好的态度？

　　　　2. 在心理咨询中，咨询者主要应用了哪些基本技巧？

（四）心理咨询的程序

1. 初始阶段

（1）收集资料，全面了解情况：咨询者通过交谈逐渐掌握来访者的信息资料，主要包括：①来访者的一般情况，如姓名、性别、年龄、民族、文化水平、职业、兴趣、爱好、生活经历等。②来访者所面临的主要问题，如学习焦虑、失恋、就业困难、人际关系失调、迫切需要解决的心理困扰等。③来访者心理问题的背景资料。

（2）建立咨询关系：良好咨询关系是心理咨询的基础，它受咨询者和来访者双方的影响。对来访者而言，其咨询动机、合作态度、期望程度、自我觉察水平、行为方式及对咨询者的反应等，在一定程度上会左右咨询关系。对咨询者而言，其咨询态度对咨询关系的建立和发展具有极为重要的作用。咨询者对来访者采取尊敬、真诚、鼓励的态度，为来访者提供一个安全自由的氛围，可以促使来访者积极地自我探索和自我改变。

2. 分析与认知问题阶段　通过对所掌握的材料进行分析、比较和讨论，找出主要的问题，在此基础上，制订咨询的目标、计划和策略，这是心理咨询的深入阶段。在此阶段，咨询者常常需要提醒来访者一些可能被忽略的细节，以帮助其进一步了解自己，发现自己的问题，弄清问题的实质。

3. 行动转变阶段　是咨询过程中最重要的阶段，来访者在这一阶段开始自我转变。咨询者在一般情况下不要直接、具体地告诉来访者你应该如何做，而是提出建议，和来访者一起初步商定可能解决问题的办法，以及对这些办法可能引起的结果进行分析评价，让来访者自己去体会方法的可行性并选择其中最适合解决自己问题的办法，或启发来访者自己运用在咨询过程中得到的领悟来制订解决目前心理主要问题的方案并采取行动。

4. 结束与巩固阶段 咨询者应对整个咨询过程、咨询目标、存在问题、主要症结、处理建议和咨询效果做简洁明确的小结，以使来访者更清楚地认识问题、获得领悟，使咨询者理清思路、总结经验，巩固咨询效果。如果咨询效果不佳，应重新确定咨询目标，选择新的咨询方案。

二、心理治疗

心理治疗是指治疗者以心理学理论为指导，以良好的治疗关系为基础，应用各种心理学技术和方法，按照一定的程序，有目的、有计划地改善患者的心理状态，使其消除心身症状，重新获得自身与环境平衡的过程。

心理治疗的方法和技术众多，由于篇幅所限，以下主要介绍一些在临床实践中应用较为广泛的方法技术。

（一）心理支持法

心理支持是心理护理的基本方法之一。广义的心理支持是指所采用的各种心理治疗都能够在精神上给患者以不同形式和不同程度的支持，因此，心理支持的原理不受精神分析理论、行为主义理论、人本主义理论、认知理论等治疗模式的约束。狭义的心理支持是指不伴随其他心理治疗，而是以提供支持为主要内容的心理疏导。

1. 心理支持法的原理 人们在遭受挫折或接受环境所施予的压力后，会产生紧张焦虑情绪。在心理紧张状态下，人们常通过心理平衡调节系统，采取一系列的方法试图摆脱困境，使自己重新获得心理平衡。这些方法有的是正确的，有的可能是病理性的、不正确的，若采用的方法不正确，则很有可能会促使严重心身问题的产生。基于以上原因，护士需要通过心理支持，增强患者心理平衡调节系统的功能和对心理紧张状态的承受力，支持他们采取正确的摆脱心理紧张状态的方法，指导他们去克服那些悲观、焦虑、恐惧、失望的心理，从而使患者与自己能密切配合，取得更好的疗效。

2. 心理支持法的具体应用

（1）对患者提供支持和安慰：当一个人遭受疾病挫折时，迫切需要他人的安慰和关心。心理支持法就是针对患者的这些需要，适时地给予患者共情、体贴、鼓励、安慰，为其提供处理问题的方向与要点等，以协助患者渡过困境，解决或改善心理矛盾和问题。临床护理实践中，若患者表现出的是一般或单纯的心理问题，护士可采用以语言表达方式为主的心理支持法。实践表明语言直接表达支持的方法是快捷、有效的。也可同时应用非语言的支持方式，如通过面部表情、目光接触、手势动作、体态语言等表达对患者的安慰、关心和帮助。

（2）帮助患者利用各种资源：有的患者的心理问题不仅是担心自身疾病，还有因缺乏各种资源而导致的困境。所谓资源，其范围相当广泛，包括家人与亲友的关心与支持、家庭的财源与背景、周围的环境及社会可提供的支持等。有些时候，护士只对患者疾病因素引起的心理问题进行疏导是不够的，还需对患者可利用的内外资源进行分析，帮助

考点
心理支持法的使用

患者最大限度地利用资源来应付面临的困境和危机。例如，患者的不良情绪是来自得不到家庭社会关系的支持和理解，护士就要善于取得患者家庭成员和亲属的配合，使他们能主动地给予患者充分的关注、理解和帮助，从而减轻患者的心理压力。

应用心理支持法需注意：护士的支持要适度，且有选择性。通常来说，"支持"不是"包办"，在此过程中应防止患者产生过度依赖的心理，而使心理支持失去了原本的意义。

考点
认知调整法的原理及应用

（二）认知调整与教育

认知是指一个人对客观事物的认识和看法，包括对自己、对他人、对社会现象和周围环境等的认识和看法。认知调整与教育是根据人的认知过程及认知影响情绪和行为的机制，通过改变患者对己、对人或对事的看法与态度来处理心理问题的心理干预方法。

1. 认知调整与教育的原理　该技术的理论基础强调人的情绪来自人对所遭遇的事情的信念、评价、解释，而非来自事件本身，认知是心理活动的决定因素。认知调整就是通过改变人的认知过程和由这一过程所产生的观念来纠正个体适应不良的情绪或行为。美国临床心理学家 Ellis 认为，经历某一事件的个体对此事件的解释与评价、认知与信念是其产生情绪和行为的根源。因此，对于这样一些不良的情绪和行为反应，只有通过疏导、辩论来改变不合理的认知与信念，才能达到治疗目的。他据此提出 ABC 理论，其中 A 代表诱发事件，B 代表信念即人对 A 的认知、评价或看法，C 代表结果即症状，并认为并非诱发事件 A 直接引起症状 C，A 与 C 之间还有中介因素在起作用，这个中介因素就是信念 B。ABC 理论后来又发展为 ABCDE 理论，其中 D 代表对非理性信念的干预和抵制，通过 D 来影响 B，认识偏差纠正了，情绪和行为困扰就会在很大程度上解除或减轻，最后达到 E（干预效果），即负面情绪得到纠正。

2. 认知调整与教育的过程　认知调整与教育应按一定的步骤来实施，其基本步骤如下。

（1）护士帮助患者理清导致负面情绪的诱发性事件是什么。

（2）护士鼓励患者把自己对诱发性事件的看法说出来，但对患者的看法不予评价。

（3）引导患者从客观的角度驳斥自己对诱发性事件的错误认识。

（4）帮助患者建立新的认知。

譬如，某患者在手术前感到非常紧张和焦虑，认为手术很危险。这时护士要引导患者自己认识到手术危险比病症要小得多，医生为自己做手术是在帮助自己解除生命危险，而不是让自己更危险，所以不要紧张，应该愉快地接受。在实施认知疗法时护士应着重帮助患者摒弃错误认知，建立新的观念和新的认知，鼓励患者以批判的态度来讨论个人的基本价值理念，正视一切客观存在的问题，学会客观地分析和思考问题。

3. 帮助患者调整认知的注意事项

（1）护士应根据患者的情况，将其可能提出的问题和如何说服患者及其理论依据逐条列出。

（2）在讨论时护士应平等地对待患者，不能以教训的口吻把自己的观点强加给患者。应引导患者自己认识到原先的认知是不切合实际的，并愿意努力纠正不合理的观念和认识。

（3）改变观念和认识并非一朝一夕就能完成，护士应帮助患者制订计划，通过经常性练习，逐步改变自己的态度和行为，这种练习可以从简单到复杂。护士还须经常提醒患者感受自己的变化，逐渐树立起自信。

（4）护士在帮助患者认知时，一般而言，仅就患者自己诉说的问题与患者由心理困惑和不良情绪所导致的行为表现给予帮助，不必追问与分析患者的思想根源和潜意识。

（三）行为疗法

1. 松弛疗法

（1）概述：松弛疗法又称"放松训练法"，是按一定的练习程序，学习有意识地控制或调节自身的心理生理活动，以达到降低机体唤醒水平，调整因紧张刺激致功能紊乱状况的一种治疗方法。松弛训练主要包括深呼吸放松训练、渐进性松弛训练、自生训练、静默法、生物反馈辅助下的放松等。

（2）原理：一个人的心情反应包含"情绪"与"躯体"两部分，假如能改变"躯体"的反应，"情绪"也会随着改变。采用松弛疗法经由人的意识可以把"肌肉"松弛下来，这样就可以间接地把"情绪"松弛下来，建立轻松的心态。经过放松训练，通过神经、内分泌及自主神经系统功能的调节，可影响机体各方面的功能，从而达到增进心身健康和防病治病的目的。

（3）具体操作：松弛疗法是一种简单、方便、经济，易被患者接受的方法，可应用于任何紧张的情况。常用的有深呼吸放松和渐进式放松。

1）深呼吸放松训练：是患者有意识地进行深呼气和深吸气，通过控制自己的呼吸来调节和解除压力的心理护理方法。

具体操作要点：患者对全身紧张部位逐一用意念扫描。用鼻慢慢地深吸气，然后微笑着用口呼气，呼吸时轻轻地发"啊———"音，好像轻轻地将风送出去，此时腭、舌、口感到很松弛。呼吸应当缓慢，呼吸时体验到胸部的上下起伏和呼吸时的声音及机体越来越松弛的感觉。每天做 1～2 次，每次 5～10 分钟，2 周后可将练习时间延长至 20 分钟。

2）渐进性肌肉放松训练：是通过对每一处肌肉有顺序地反复"收缩—放松"循环对照训练，使患者觉察到什么是紧张，从而更好地体会什么是放松的感觉。

具体操作要点：①在安静整洁、光线柔和、周围无噪声的房间中，指导者说话声音低沉、轻柔、温和，让患者舒适地靠坐在沙发或椅子上，闭上眼睛，做 3 次深呼吸；②用指导语来指导患者训练，如"现在我来教你如何使自己放松，为了让你体验紧张与放松的感觉，请你握紧你的右手，慢慢地从 1 数到 5，然后很快地放松右手，注意放松后的温度感觉"；③指导患者某一组肌肉群放松后，再转换到另一组肌肉群，其顺序为双手、双臂、头颈部、肩部、胸部、背部、腹部、大腿、小腿、足部，每次肌肉收缩 5～10 秒，然后放松 30 秒左右，每次训练 20～30 分钟；④经过反复多次放松训练后，患者能通过对放松感觉的回忆自动放松全身，这时该训练可逐渐停止，以后遇到紧张、焦虑或恐惧等不良情绪时，患者可通过对放松的感觉条件反射使自己放松。

2. 系统脱敏法

（1）概述：系统脱敏法又称交互抑制法，其程序主要包括放松训练、制订焦虑等级表、实施脱敏。系统脱敏法在临床上应用广泛，适用于各种焦虑症、恐惧症及情景性焦虑。

（2）原理：主要是利用对抗性条件反射原理，循序渐进地克服或消除神经症性的反应。人在放松和焦虑的时候肌肉处于拮抗状态，因此可以通过掌握放松的技术来对抗焦虑，从而达到治疗的目的。具体来说就是首先呈现一个刺激来诱导求治者缓慢暴露出焦虑或恐惧的情绪，然后通过心理放松状态来对抗这些不良情绪，反复呈现刺激物，当刺激不会再引起求治者的不良情绪反应后，再加大刺激的强度，重复上述过程，直至对该刺激物完全脱敏。

（3）具体操作要点

1）放松训练：放松可以产生与焦虑反应相反的生理和心理效果，如心率减慢、呼吸平稳、神经肌肉松弛和心境平静等。详见本章"松弛疗法"。

2）针对问题建立焦虑、恐惧事件等级：如对于恐高症，可以从低层到高层建立不同的强度等级，通常分出10个等级。

3）实施脱敏：一般分想象脱敏和现实脱敏两个阶段。①想象脱敏：先想象低强度的刺激，产生焦虑，然后放松，重复以上过程，直至当此强度刺激出现时不再焦虑，然后进入下一强度等级的刺激想象，又产生焦虑，再放松对抗焦虑，如此反复进行，每次治疗的速度不超过4个等级。一般经过数次想象脱敏后，对刺激事件不再敏感，即可转入现实脱敏或模拟现实脱敏。②现实脱敏：把想象的刺激情境改为现实情境，其余做法与想象脱敏相同，多数患者通过10次左右治疗即可获得良好效果。

案例 6-2

某女患者对雷雨天气感到非常恐惧，每逢雷雨则逃至角落里藏匿。治疗师计划与她共同设计一个恐怖等级表。在教会患者放松技术后，先让她进行逐级的想象暴露，如有紧张感，则要她重复放松，直至想象通过全部恐怖等级。然后进行实景暴露，消除对雷雨的回避行为。

问题： 1. 该治疗师应用的是何种心理治疗技术？

2. 如果你是治疗师，请设计一个具体的治疗方案。

3. 满灌疗法

（1）概述：满灌疗法也称暴露疗法、冲击疗法，其治疗过程与系统脱敏法相反，治疗一开始就让患者直接面对能使其产生强烈焦虑情绪的环境或事物，并保持一段时间，在此期间，不允许患者采取诸如堵耳、闭眼、哭喊等逃避措施。与系统脱敏法相比，满灌疗法疗程较短，只要患者合作，可在几天、几周或2个月内取得满意的疗效。

（2）原理：使用满灌疗法时，患者在强烈的刺激作用下，开始会焦虑紧张，进而出现心率加快、呼吸困难、面色发白、四肢发冷等反应并达到情绪反应的高峰，但因患者最担心的可怕灾难并没有发生，焦虑反应会逐渐减弱直至消退，从而达到治疗的目的。

（3）具体操作要点

1）使用此法之前，应要求患者做详细的体检，以排除重度精神病、心脑血管疾病和其他严重的躯体疾病，避免因强烈的心理刺激而诱发和加重其他疾病。

2）要向患者说明满灌疗法的原理和方法，如告诉患者治疗过程带来的焦虑是必然的，只有体验到严重紧张并经过一系列满灌暴露操作后，才会起到控制病情的作用。

3）治疗应遵循自愿的原则，并签约为证。

4）实施治疗前，要准备好急救设备和药品（如地西泮、普萘洛尔、肾上腺素等），以防意外发生。

5）实施治疗过程中，不允许患者有回避行为。

4. 厌恶疗法

（1）概述：厌恶疗法是通过惩罚手段抑制或消除患者不良行为的治疗方法。其做法为将欲戒除的目标行为（或症状）与某种不愉快的或惩罚性的刺激结合起来，通过厌恶性条件作用，达到使患者最终因感到厌恶而戒除或减少目标行为的目的。厌恶疗法常用于治疗酒瘾、性行为变态、强迫观念等。

（2）原理：经典条件反射。通过把令人厌恶的刺激如电击、催吐、语言责备等，与求治者的不良行为相结合，形成一种新的条件反射，来对抗原有的不良行为，进而消除这种不良行为。

（3）形式：根据所采用的厌恶刺激或惩罚性刺激的不同，厌恶疗法可以分成不同的治疗形式。常用的有电击疗法、药物疗法、想象疗法等。

1）电击疗法：将求治者习惯性的不良行为反应与电击联系在一起，一旦这一行为反应在想象中出现就予以电击，电击一次后休息几分钟，然后进行第二次，每次治疗时间为 20～30 分钟。反复电击多次，治疗次数可从每日 6 次到每 2 周 1 次，电击强度的选择应征得求治者的同意。

2）药物疗法：在求治者出现不良行为时，让其服用呕吐药，产生呕吐反应，从而使该行为反应逐渐消失。此法多用于矫治与饮食有关的行为障碍，如酗酒、饮食过度等，其缺点是耗时太长，且易弄脏环境。

3）想象疗法：需要医护人员通过口头描述某些厌恶情境（或让患者主动呈现厌恶景象），并使这些想象中的厌恶刺激与患者的不良情绪行为反复结合、紧密联系，从而使患者产生对原有不良行为的厌恶反应，从而消除不良行为，以达到治疗目的。此疗法操作简便，适应性广，对各种行为障碍疗效较好。

（4）具体操作要点

1）应用厌恶疗法进行治疗时，厌恶性刺激应该达到足够强度，通过刺激确能使求治者产生痛苦或厌恶反应，持续的时间为直到不良行为消失为止。

2）厌恶疗法会给求治者带来非常不愉快的体验，因此，在使用之前，治疗者应与求治者建立良好的治疗关系，并且治疗者务必向患者解释清楚，在征得其同意后，方可采用此法进行治疗。

自测题

一、A₁/A₂ 型题

1. 心理晤谈常用（　　　）
   - A. 促进性提问
   - B. 对质性提问
   - C. 开放性提问
   - D. 直接的提问
   - E. 阐明性提问

2. 一个心理测验或量表的可靠程度称为（　　　）
   - A. 标准度
   - B. 灵敏度
   - C. 精确度
   - D. 信度
   - E. 效度

3. 在标准化心理测验中是否测查到所要测查内容的技术指标是（　　　）
   - A. 效度
   - B. 精确度
   - C. 信度
   - D. 灵敏度
   - E. 标准度

4. 比率智商计算方法是（　　　）
   - A. IQ=（CA/MA）100
   - B. IQ=（MA/CA）100
   - C. IQ=（CA/MA）100%
   - D. IQ=（MA/CA）100%
   - E. IQ=（CA/MA）/100

5. 在离差智商 IQ=15（$X-x$）$/s$+100 中，s 表示（　　　）
   - A. 该年龄组平均分数
   - B. 被试测得分数
   - C. 该年龄组人数
   - D. 该年龄组得分标准差
   - E. 该年龄组平均智商

6. 属于症状评定量表的一项是（　　　）
   - A. SCL-90
   - B. 16PF
   - C. MMPI
   - D. EPQ
   - E. CPI

7. 在心理咨询中起关键作用的是（　　　）
   - A. 咨询者的方法和技能
   - B. 咨询者的职称和资历
   - C. 咨询者与来访者之间良好的人际关系
   - D. 来访者的文化程度
   - E. 来访者的性别和年龄

8. ①坚持放松训练；②根据病史和行为分析，设计恐怖事物等级表；③在引起焦虑的刺激存在时，患者不得有丝毫回避意向；④每一项训练成功后，治疗者应给予赞扬和鼓励。这些治疗的要领属于（　　　）
   - A. 满灌疗法
   - B. 系统脱敏法
   - C. 松弛疗法
   - D. 厌恶疗法
   - E. 生物反馈治疗

9. 每有不良行为出现时即给予一种痛苦刺激，如电刺激、呕吐等，经过一定时间反复训练，不良行为就和不愉快体验建立了条件联系。通常用于酒精中毒、药物依赖、性变态和某些患者的自伤行为。这种治疗方法是（　　　）
   - A. 系统脱敏法
   - B. 满灌疗法
   - C. 厌恶疗法
   - D. 操作性行为矫正
   - E. 松弛疗法

10. 一名患者的个性特征表现为孤独、缺乏同情心、不关心他人、喜欢干奇特的事、难以适应环境。若医生要这名患者填写艾森克人格问卷，其结果可能性最大的是（　　　）
    - A. E 分低
    - B. N 分高
    - C. P 分高
    - D. L 分低
    - E. E 分高

11. 一名来访者离开咨询室后，其他科室的医生问你来访者有什么问题，你当如何回答，为什么（　　　）
    - A. 告诉他，因他是医生
    - B. 告诉他，因他关心他人
    - C. 告诉他，要求他别外传
    - D. 不告诉他，觉得他多管闲事
    - E. 不告诉他，遵守保密原则

二、A₃/A₄ 型题

（12、13 题共用题干）

一名 12 岁的初二男生，表现一贯较好，学习成绩最近下降。其父斥责无效，无奈之下，带其前来咨询。问其母时，该生流泪，回答说父母新近离婚。

12. 该生学习成绩下降的原因，最大的可能是（　　　）
    - A. 该生学习不努力
    - B. 老师教学不当
    - C. 与家庭关系有关
    - D. 躯体疾病
    - E. 心理疾病

13. 最先采取的解决办法是（　　　）
    - A. 严加管教
    - B. 请假休息
    - C. 请家教辅导
    - D. 改善亲子关系
    - E. 改善学习方法

（杜　薇）

第 7 章

患者的心理护理

对患者的心理照护与躯体照护具有同等重要的地位，了解患者的心理，及时对其心理问题进行干预，协助患者身心两方面的协调发展，成为现代护理人员的基本工作理念。20 世纪 80 年代，在我国高等护理教育恢复之初，心理护理的相关专业知识被纳入高等护理的课程体系。近年来，我国越来越多的临床护理研究人员开始对国内外临床心理护理进行大量研究，不断寻找适合我国患者的心理护理途径，并将其在临床护理工作中推广实践。

第 1 节　心理护理概述

一、心理护理的概念与特点

（一）心理护理的概念

考点
心理护理
的概念

心理护理的概念有狭义和广义之分。从广义理解，心理护理是护理人员为护理对象所带来的一切积极影响，有利于促进患者身心健康。狭义的心理护理，指护理人员运用相关的心理学知识及技能，按照心理护理的程序，对患者的心理活动进行调适的过程。例如，护理人员在抢救意识清晰的危重患者时，积极而稳定的工作状态可以对患者起到积极的暗示作用，从而缓解患者的恐惧和焦虑，这就是广义概念中的心理护理；护理人员对术前的患者进行解释，给予适当的鼓励和保证，以减轻患者的心理压力，这是狭义概念上的心理护理。

对于心理护理的概念，国内外对其有不同角度的描述，如英国对心理护理的定义——"综合性医院和健康中心的心理护理，是照顾疾病和损伤患者的一种方法，在护理或各种治疗的过程中提供给患者有组织、有实践意义、全面的心理学关怀"。

我国将心理护理定义为，在护理的全过程中，护士通过各种方式和途径（包括主动运用心理学的理论和技能），积极影响护理对象的心理活动，帮助他们在自身条件下获得最适宜的身心状态。

（二）心理护理的特点

心理护理是现代护理模式中独立的科学体系，是临床护理工作的重要组成部分，是护理学和心理学在临床护理工作中的融合运用。心理护理不是简单地将心理学的理论与技术运用到护理工作中，它不同于系统化的心理治疗、思想工作和护患交谈，是心理援助的一种表现形式。

1. **需求性**　对个体健康的评估来自于身心两个方面，这种理念已被大众普遍接纳，生理和心理之间的相互制约与影响也成为社会共识。随着现代医学理念的出现，越来越多的患者意识到心理状态对躯体健康的影响，对心理状态的调适有了较多需求，护理人员对患者进行积极有效的心理干预成为现代护理工作中重要的组成部分。患者有了解自己疾病相关信息的需求，有从医护人员处获取心理支持等的需求，心理护理是以满足患者需求为主要目的的护理工作。

2. **共性化**　患者常具有共性的心理特点，如术前的焦虑、冠心病患者焦躁的人格特点及肿瘤患者的无助、恐惧等。护理人员在对具有共性心理特点的患者进行心理护理时，常常实施具有共性化的心理干预措施，如支持性心理干预对不同患者都具有较好的效果。心理护理共性化的特点使护理人员在心理护理工作中提高了效率，受众性强，除了一对一的心理干预外，还可以进行人数较多的团体性心理支持，如团体性健康宣教、患者互助小组等。

3. **个性化**　患者共性化的心理反应不足以反映患者的全部心理特点，患者个性化的心理特点需要护理人员对不同患者做出目标明确、有针对性、个性化的心理照护。例如，临终患者出现严重的抑郁情绪时，护理人员要对患者做出一对一、详细的、程序化的心理照护。

4. **专业化**　心理护理是具有护理学和心理学双重学科基础的一门学科，它不同于一般性的心理治疗，是一门独立的科学体系，具有专业化的理论基础和技术应用。患者的心理特点受到躯体化状况的影响，需要具有临床医学背景的护理人员对患者进行心理干预；同样，若对患者的心理照护缺乏专业的心理学基础，心理护理措施也无法实施到位。

5. **可操作性**　心理护理不能仅仅停留在理论研究上，对患者的心理护理最终要落实到实践中，在护理实践中寻求效果，因此，付诸临床实践的心理护理技术都应该具有可操作性。例如，心理评估量表在临床护理应用中的选择，除了要考虑基本的信度和效度外，还要考虑它的可实施性，某些症状自评量表应用于主动性不高的患者往往效果不好。

二、心理护理的目标与原则

（一）心理护理的目标

考点
心理护理
的目标与
原则

1. **满足患者的合理需要**　需要是促发个体产生行为的内在动机，患者的心身反应也受到心理需要的影响，满足患者的心理需要是缓解精神压力的根本途径，了解和分析患者的不同需要就成为心理护理的首要目标。

2. **提供良好的心理氛围**　创造一个有利于患者康复的良好心理氛围是做好心理护理的前提。舒适的医疗环境、和谐的护患关系都有助于心理护理工作的开展。应尊重患者，对患者态度热情、和蔼可亲，认真倾听患者诉求，提供专业有效的支持。

3. **建立信任的护患关系**　心理护理是护理人员对患者心理状态做出的积极性影响，只有相互信任的护患关系，才有可能使这种影响产生积极有效的作用。良好的信任给患者带来心理上的安全感，让患者安全地向护理人员自我暴露，从而使护理人员获得更详尽的资料，实施适合于患者的心理护理。

4. **提高患者的适应能力**　协助患者提高自身的心理适应能力，接纳患者角色，在疾病状态下调动患者战胜疾病的主观能动性，提高患者面对疾病的应对能力。

5. 帮助患者树立合理期待　对疾病预后的期待是患者最主要的心理需求，但多数患者对医学信息缺乏客观、科学认识，导致患者对疾病预后产生超现实的预期。不合理的期待与现实矛盾是造成患者焦虑的原因。

（二）心理护理的原则

1. 交往原则　心理护理是在护理人员与患者交往过程中完成的，通过交往可以交流感情、协调关系、满足需要及减少患者的孤寂、焦虑、恐惧等。护理人员与患者的交往应保持平等合作的关系，不要把自己摆在指导者的位置上，应该主动、真诚、平等、尊重地对待患者。

2. 启迪原则　心理护理是护患共同参与的过程，患者参与的主动性影响着心理护理的效果。护理人员在为患者实施心理护理时，需要调动患者积极参与的主动意识，同时用医学知识及医学心理学知识对患者进行宣教，给患者以启迪，从而消除患者对疾病的错误认识，使患者成为疾病治疗过程中的主动者。

3. 针对性原则　心理护理无统一模式，应根据每名患者在疾病不同阶段所出现的不同心理状态，分别有针对性地采取各种对策。要使护理工作有针对性，就要在交往中不断地观察、交谈，启发患者倾吐自己内心的痛苦、烦恼，以便及时掌握患者的病情和心理状态。

4. 自我护理原则　自我护理是一项为了自己生存、健康及舒适所进行的自我实践活动，包括维持健康、自我诊断、自我用药、自我治疗、预防疾病、参加保健工作等。良好的自我护理被认为是心理健康的表现，坚持自我护理和争取自主权的患者，比那些由护理人员代劳的患者恢复要快得多，让患者学会自我护理是护理人员对患者进行心理护理的最终目标。

5. 伦理原则　伦理是约束个体行为的基本道德准则，"以患者为中心"的原则是护理工作的基本原则，需要护理人员在工作中从患者的利益出发，遵守基本的医学伦理原则，即不伤害原则、知情同意原则、有利原则、公正原则等。

链　接　心理护理的三个层次水平

水平 1：察觉　察觉患者的心理问题
　　　　　　　以患者为中心的倾听
　　　　　　　以患者为中心的交流
　　　　　　　对患者心理状态的察觉：相关行为
水平 2：干预　评估患者的心理状态：数据记录
　　　　　　　信息和教育护理
　　　　　　　情绪的护理
　　　　　　　提供咨询护理
　　　　　　　维持/支持/转诊
水平 3：治疗　心理治疗

三、心理护理的基本条件

（一）从业者的知识、专业条件

护患关系是患者和护理人员在特定的医疗环境下产生的联系，患者的心理状态也与自身疾病有必然关系，对患者进行的心理调适必然离不开临床护理这个背景，所以心理护理首先需要以护理理论作为指导和依据。实践证明，没有护理理论指导的心理护理收效甚微。同样，心理学的理论和基础是进行有效心理调适的保证。

（二）从业者的职业资格条件

心理护理实施者是指具有护士执照、遵循心理学原则，能熟练运用心理学及相关学科专业知识、技术和方法，帮助护理对象维护心理健康的专业工作者。狭义来讲，心理护理实施者指医疗环境中的护理人员，护士是主要的实施者；广义来讲具备基本专业基础的所有医务工作者都可以为患者实施心理护理，不仅仅指护士，还包括临床专科医生、社区全科医生、临床心理医师等其他医务工作者。

（三）心理护理中的患者

在常规化的心理咨询和治疗中，来访者的主动参与性是保证心理干预效果的前提，但心理护理不同于一般化的心理咨询或治疗，对于患者的准备要从多方面考虑。护患关系行为模式主要有主动-被动型、指导-合作型、消极-被动型及共同参与型。前两种模式更多适用于危重、急性、病情严重或丧失了精神活动自主性的患者，在对此类患者进行心理护理时，患者的参与性和主动性较低，护理人员多占主导地位，通过健康宣教、良好的护患关系、娴熟的护理技能等来对患者进行积极的心理影响。消极-被动型的特点是护患都处于不积极状态，如护理人员缺乏责任心和耐心，患者及家属依赖性强，但在共同参与模式中，大多数患者属于精神状态良好、自主性强、有慢性病或受过良好教育的患者，在对此类患者的心理护理过程中，就需要调动患者的积极主动性，使患者成为心理调适的主导，从而达到心理护理的目的。

四、心理护理程序

心理护理程序是指按照整体护理程序对患者的心理反应进行有计划、系统的护理。一般来说，心理护理程序可分为以下五个基本步骤。

（一）心理护理评估

心理护理评估是通过收集和分析资料，找出患者现存或潜在的心理问题的过程。患者的心理需求、对疾病的心理反应及影响患者的心理社会因素是护理人员在收集资料中最需要关注的问题。

收集心理资料主要从主观资料和客观资料入手。主观资料即患者的主诉，包括对疾病的认知和感受、对治疗的态度和愿望、心理需求、过去对此类事情的经验等。客观资料即通过护理人员的观察、心理测量、检查而获得的客观量化的信息。比如，使用 SCL-90 的评估，可以发现患者主要的情绪问题，通过生理体征的变化（如血压升高），可发现患者可能存在的焦虑或恐惧情绪。

对患者心理状况的准确评估，是心理护理工作非常重要的一步，必须综合判断评估结果，才能有的放矢地实施心理护理的后续步骤，达到良好的护理目标。

（二）心理护理诊断

心理护理诊断是在对患者进行心理评估的基础上，对患者现存的或潜在的心理问题，以及可能做出的心理或行为反应的一种临床判断。心理护理的诊断重点把握三个环节：整理分析资料；确定患者心理问题、反应强度及持续时间；确定导致患者心理问题的相关影响因素。

完整的护理诊断的陈述包含三部分，即 PES 公式：P（problem，护理诊断名称）+ E（etiology，相关因素）+ S（symptom & sign，症状和体征，也包括其他检查结果）。例如，焦虑（P），与预后不良有关（E），表现为敏感、紧张、烦躁、语调改变、呼吸增快、血压升高等（S）。目前的趋势是将护理诊断简化为两部分陈述，即只有护理诊断名称（P）+相关因素（E），没有症状和体征（S），如精神困扰（P），与丧失自理能力有关（E）。由于护理诊断常有多个，应按轻、重、缓、急排序，对患者影响最大的或患者主观上迫切需要解决的问题可优先排列。

（三）心理护理计划

心理护理计划是以心理护理诊断为依据所制定的有针对性的心理护理措施，包括心理护理目标及具体的心理护理措施。

心理护理目标可分为短期目标和长期目标，短期目标一般是指在比较短的时间内（几天、几小时）能够达到的目标，长期目标是需要长时间（一般 1 周以上）才能达到的目标。例如，患者 2 天内的焦虑程度由重度减至中度为短期目标；患者出院前能够认识到自身不合理认知的不良后果，并掌握识别和纠正不合理认知的方法为长期目标。

心理护理措施以解决患者心理冲突及稳定患者心理状态为目标，以促进患者以较好的心理水平来应对疾病的治疗。常用心理护理措施包括：①以患者为中心的治疗性沟通，把共情作为建立安全信任护患关系的基础。从患者的感受出发，以真诚及尊重的态度，倾听与接纳患者的反应。②支持性心理治疗是心理护理中基本的干预技术，常用方法为解释、鼓励、安慰、保证及暗示等。心理护理通过对患者提供最大限度的支持，来提高患者对疾病的应对能力。③放松训练的应用。放松训练可以缓解患者焦虑、恐惧等情绪反应，是稳定患者心理状态的有效途径。在心理护理中，除了应用上述常用心理护理措施，根据患者的具体心理问题及护理人员的心理学专业技术水平，亦可采用其他常见心理治疗技术，如精神分析疗法、认知疗法、生物反馈疗法等。

（四）心理护理实施

心理护理实施是心理护理程序中的关键步骤，是将心理护理计划中的内容付诸行动，从而实现护理目标的过程。在实施心理护理过程中，应做好以下几点：①建立良好的护患关系，争取患者主动配合。②尊重患者的人格，让患者对交谈有思想准备，不感到突然和勉强。如果患者因病情注意力不集中，处于焦虑、抑郁、愤怒状态，或患者对护士不信任时，不宜正式交谈。③充分发挥患者的主观能动性，促进康复。④强化患者的心理支持系统，争取亲属、亲友的支持与配合。⑤促进患者之间良好的情绪交流。在整个过程中，护士的态度、人际交往技巧及心理护理技能对措施执行的效果起到决定性的作用。

（五）心理护理评价

心理护理评价是指护理人员在实施心理护理计划过程中或实施计划结束后，对患者的认知和行为的改变及健康状态的恢复情况进行连续、系统的鉴定和判断的过程。通过将评价结果与原定的护理目标相比较，确定心理护理目标是否完成。心理护理的效果评价是一个动态的过程，贯穿心理护理工作的始终。

第2节　患 者 心 理

考点
患者的心
理需要

一、患者的心理需要

需要是促进个体行为的内在动力，患者的心理活动、行为表现都与疾病状态下的心理需要密切相关。从患者的实际需要出发，满足患者的心理需要，是"以患者为中心"理念的体现，也是心理护理的本质。

（一）安全的需要

安全需要是个体维系生存的基本需要。躯体不适和对健康状况的不确定性给患者带来了躯体或精神上的不安全感，这种情况下，安全需要常常成为患者最重要的心理需要。患者安全的需要体现在很多方面，如急危重患者对生命安全的迫切期待；慢性病患者担心疾病的预后。患者缺乏安全感表现在：对年轻医护人员产生盲目的不信任；过分依赖大医院和专家效应，"小病大治"而导致大医院医疗资源紧张，造成基层医疗资源的浪费；质疑医护人员的职业精神，对医护人员的诊疗和护理不配合，治疗依从性差；过分担心疾病预后，造成不必要的精神负担等。

（二）解除痛苦和康复的需要

对于患者来说，最首要的需要是身体康复和尽量减少躯体不适及痛苦。患者因要求诊断和检查过程时间不要过长而缺乏耐心；期待优秀的医护人员为自己诊治，希望自己获得专业的医治；期望治疗见效快、效果好等。

（三）被接纳、获得归属感的需要

归属感是个体被既定环境与人际圈接纳和认可所产生的一种体验和感受，个体总是倾向于寻找自己熟悉的、被认同的环境，然后主动与此环境产生依从性而获得归属感。患者角色的出现使其脱离原有环境，对当下环境产生不适，导致患者的归属感降低，如①工作中的归属感：患者在疾病状态下导致工作效率或业绩下降，患者希望不会被领导和同事质疑，能够得到理解和接纳；②家庭中的归属感：患者的角色使其不能继续承担好家庭角色，对家人照顾不周，以及家庭经济在医疗费用的支出，往往使患者产生自责或负罪感；③在医疗环境中的归属感：多见于入院治疗的患者，陌生的环境、有别于以往的生活习惯、不熟悉的病友会给患者带来寂寞感和不适感。患者这些缺乏归属感的心理反应使其对于被接纳的需求更加强烈，他们希望得到医护人员、亲属、病友及工作伙伴的理解，希望别人接纳他们在特殊状况下的角色。

（四）了解信息的需要

疾病发生后，患者由于缺乏医学知识，难以掌控疾病的预后，会产生一定程度的不安全感。因此，很多患者会对疾病预后及康复预防等方面的信息表现出强烈的需求。在医疗环境下，医护人员就成为患者获得疾病相关信息的最佳信赖者。例如，患者总是期望与医护人员有更多的关于自身疾病的交谈；术前患者希望医护人员能够给予更多与手术相关的信息等。

（五）尊重的需要

疾病给患者带来不同程度的丧失感、无助感或失控感，自我评价往往偏低，加上患者角色的强化和原有社会角色的暂时丧失，使其价值需求显著增加。患者不想被忽视、轻视或被控制，这些心理特点使其自尊感增强，更在意他人对自己的评价和态度。他们通常对医护人员和家属有更高的期望，希望得到更多的关注和尊重。

二、患者常见的心理反应

（一）认知改变

1. 感知觉改变　健康状态下个体的感知觉能客观如实地反映事物的属性，而患者在疾病状态下可能出现较以往不同的心理特点，使其在感知事物的过程中出现偏离事物本质的表现。患者角色强化使其对自身躯体状况过分关注，从而引起感知增强，如睡眠时要求绝对的舒适和安静而导致易惊醒；对居住环境的要求增加，感觉衣服、床铺、被褥不舒适；主观感受与客观器质性病变不相符，甚至某些患者在没有器质性病变的基础上仍然出现了躯体的不适感。对生理的敏感也增强了患者在社会交往中的猜疑，如对医护人员的专业性和责任感质疑，不认同用药的合理性和检查的必要性。严重的患者还有错觉或幻觉出现，如严重躯体疾病患者在意识障碍的前提下，出现错觉和幻觉；截肢的患者出现幻肢痛。也有些患者出现感知减退的表现，如患者对痛觉、温度觉的感受性降低，长期卧床的患者出现压疮却感知不到。

2. 思维改变　感知觉是思维的基础，随着感知觉的改变，患者的思维常常也会发生变化，导致以往经验被摒弃，现有主观感受占主导，使思维缺乏客观准确性。例如，患者对自己健康状态的评价，对疾病预后的期待，对医护人员的认知等往往带有较多的个人主观色彩。

（二）情绪改变

1. 焦虑　是个体面对环境中一些即将来临、难以预测、需要付出重大努力才能应对的事件时，主观上出现的紧张不安和提心吊胆。焦虑往往发生在对事物的结果难以掌控时。多数患者对所患疾病的医学知识了解甚少，对自身康复状况产生担忧，焦虑就成为患者最常见的情绪体验，如难确诊的患者、术前或检查前的患者、急重症患者、慢性病患者、残疾患者等对诊断的期待、诊疗的安全性、疾病预后会产生不同程度的焦虑。除了精神上的焦虑，患者还会出现躯体上的焦虑症状，如心率加快、血压升高、呼吸急促、胸闷等自主神经症状，需要护理人员对患者的症状加以判断——是疾病原发症状，还是焦虑情绪导致。

多数躯体疾病患者的焦虑都属于正常范围的焦虑，有明确的焦虑对象、适当的焦虑程度和表现形式，当患者的焦虑找不到明确原因或出现过分不合理的反应时，需要与病态焦虑鉴别。当患者焦虑情绪出现时，常常会合并其他情绪的发生，需要护理人员对不同的情绪体验加以区分。

2. 恐惧　是个体企图摆脱某种不良后果或危险而又无能为力时产生的紧张情绪，常发生在个体凭借既往经验和应对方式应对无效时。例如，初次发病的患者、急性发病的患者、危重患者、术前患者、临终患者等恐惧体验较为明显。

考点

患者常见
的心理反
应

恐惧也会伴随出现生理变化，如血压升高、心率加快或心律不齐、呼吸短促或停顿、尿频、尿急、厌食等，常与焦虑同时出现。

3. 抑郁　表现为个体情绪低落，高兴不起来，出现悲观、失落、无助、无用、绝望等消极心境，出现自我评价降低，严重者出现自责自罪。抑郁情绪的出现常与患者疾病的严重程度、人格特征、社会支持度等有关，如慢性病患者、肿瘤患者、临终患者等较多出现抑郁情绪。抑郁亦会导致躯体不适感，如睡眠障碍、食欲减退、自主神经症状、性欲降低等。抑郁常表现为动力不足，难以激发起患者的积极性和主动性，使患者的治疗依从性降低。抑郁经常和焦虑同时出现。

抑郁情绪需要与病理性抑郁相鉴别，保证重度抑郁障碍患者的安全问题。

4. 愤怒　是个体因追求目标受阻、需要得不到满足时出现的一种负面情绪体验，是个体投向外界的不满意表达，如久病不愈、对诊疗护理不认同、陪护者不合乎患者要求时出现。患者表现为易激惹、有攻击性语言或行为、缺乏自控力，医护人员及家属成为患者愤怒指向的主要对象，严重影响患者的人际关系。

（三）意志行为改变

由于患者角色的强化，患者不能客观评价自己的行为能力，而出现自主行为水平降低，对获得帮助的需求过于强烈，出现与年龄、身份不相符的行为表现。常表现为对自己的日常行为和生活自理能力信心不足，过于依赖，以自我为中心，敏感脆弱，行为顺从或幼稚，缺乏主见，意志力薄弱，治疗依从性差。

（四）人格改变

个体的人格是相对稳定的，然而患病容易使个体人格出现动态变化，尤见于预后不佳、容貌受损、行为活动受限的患者。以自我为中心是患者常见的人格特点，还可能出现固执敏感，情绪暴躁，向亲属及医护人员不合理地宣泄情绪，不接纳别人，不尊重他人建议，无视他人的关心和照料，向他人提出过分要求。疾病也会使患者自我价值感降低、自尊感缺乏，失控感、无用感增强。

第3节　心理护理

考点
不同心理
反应的心
理护理

一、不同心理反应的心理护理

（一）认知改变的心理护理

1. 感知觉改变的心理护理　患者受到疾病的影响，客观上出现感知觉与客观现实不相符合的现象，但从患者的主观角度上，他将体会到的感受视为真实。所以，对于感知觉改变的患者，不要否认他的主观感受，要向患者明确，虽然他所出现的症状缺乏客观性，但他的感受是应该被接纳的。不否认患者感受的心理护理即共情的表达，使患者感受到被理解，是帮助患者接纳自我和建立良好信任关系的基础。例如，躯体化症状的患者常因找不到器质性病变而被家属质疑其"患病"的动机，在对家属的健康宣教中，需要强调不否认患者主观感受的必要性。

对于感觉过敏的患者，尽量为其创造适宜的环境，对于有睡眠困难的患者可采用暗示疗法，或通过转移注意力的方式来避免患者对自身状态的过多关注。护理人员大方得体的交往态度，对患者疾病客观、肯定的评价是缓解患者敏感多疑的有效方式。

2. **思维改变的心理护理**　患者的思维改变常表现为想法主观、固执己见或唯我正确。这让患者难以接纳他人的意见。对于这样的患者，护理人员不应急于改变其不合理的想法，而应使用适当的共情使患者体会到被尊重、被理解，以此建立护患信任。只有在充分信任的基础上，患者才可能采纳护理人员的建议，不合理认知才有可能得到改变。认真负责的态度、共同参与诊疗的理念、专业的医学知识宣教、娴熟的操作技能，也是增强护患信任的途径。

（二）情绪改变的心理护理

1. **焦虑的心理护理**　缓解患者的焦虑首先要对患者做好健康宣教，如向术前的患者介绍手术相关信息；介绍疾病的发展与转归；提醒患者提前预知治疗过程中的感受；教给患者缓解躯体不适的方法等。健康宣教时注意语言要准确、恰当、通俗易懂，减少过多的专业术语。运用适当的鼓励和保证以增强患者的安全感，注意积极暗示的使用，避免消极暗示的出现，如"你今天看起来精神很不错""你的状态很稳定""手术刀口愈合不错"等。

放松训练是缓解焦虑情绪的有效方式，教给患者易操作的放松训练方法，如呼吸放松、肌肉放松等。向患者解释伴随焦虑出现的自主神经症状，避免患者误认为是疾病加重而增加不必要的精神负担。对于严重的焦虑状态，应该及时请精神科医生会诊。

2. **恐惧的心理护理**　增强患者的掌控感是缓解恐惧的有效方法。提高患者的掌控感有很多方式，如生活中的自我料理，鼓励患者做力所能及的事情；与医护人员共同商议诊疗计划；与家属协商照料方式等。

多数患者不习惯于医院的生活环境，回不到原来的生活中也是患者失控感产生的原因，护理人员应尽可能地照顾患者原有的生活习惯，创造舒适的生活环境。提高患者的社会支持，鼓励亲朋好友多探视，充分利用患者的特长优势，鼓励其参与科室活动，增强患者价值感、避免无用感；建立病友互助小组，定期开展小组活动，加强病友交流。

3. **抑郁的心理护理**　帮助患者缓解抑郁情绪，防范患者出现危险行为是心理护理的重要内容。护理人员首先要评估患者是否存在抑郁情绪，并主动加以干预。不合理认知是抑郁产生的内在原因，护理人员通过向患者健康宣教，传递合理认知的心理学知识，或实施认知疗法如合理情绪疗法来改变患者原有的不合理认知。对抑郁的产生原因向患者做出科学的解释，防止患者产生不合理的自我否定。

无动力是抑郁情绪主要的表现，因此，护理人员应鼓励患者料理个人卫生；积极参与集体活动；帮助患者寻找生活中有意义的事件，强化患者的正性情绪体验；建立病友互助小组，定期开展小组活动，加强病友交流；指导患者进行放松训练。对于重度抑郁的患者，应及时请精神科会诊，合理用药，避免应激事件的发生，预防自杀。

4. **愤怒的心理护理**　了解患者的心理诉求是解决愤怒的关键，此外，护理人员还应教会患者合理宣泄愤怒情绪的方法，如情绪宣泄训练、放松训练、生物反馈疗法等。

（三）意志行为改变的心理护理

护理人员需多鼓励患者参与活动，使用阳性强化法，强化其价值体验。利用病友榜样的作用，鼓励患者增强独立能力。淡化患者角色体验，肯定其他社会角色的意义，转移患者过度关注自我的注意力。

（四）人格改变的心理护理

护理人员要保持积极乐观的个性，在与患者交往的过程中，形成良好的氛围，同时也要告知家属以积极的态度面对患者。多给予患者正性评价，鼓励其多做决策，帮助患者不断提高自主性。

二、不同病症患者的心理护理

（一）急重症患者的心理护理

急重症患者具有发病急、病情重、危险性高的特点，多由意外伤害导致，患者处于高度应激状态，患者的心理活动复杂多样，精神高度紧张，患者及其家属缺乏心理准备，心理依赖性较强，易处于极度恐慌、焦虑、烦躁、无助的不良心理状态。

1. 心理特点

（1）恐惧、愤怒：急重症发病快，发展迅速，患者失控感强烈，恐惧是患者主要的情绪体验。患者在发病之前多有不良生活事件的遭遇，常将自己的疾病归因于负性事件而产生愤怒、怨恨。

（2）焦虑、孤独：发病急、进展快使患者对自身的生命安全担心不已，强烈的躯体不适使患者对自己的预后缺乏掌控，患者的恐慌加剧。大多急重症患者在抢救或治疗时被完全隔离，社会支持较低，难以得到精神上的鼓励和支持，患者意志薄弱，情感脆弱。

2. 心理护理

（1）增强患者的安全感：在救治急重症患者时，护理人员要用争分夺秒的态度、娴熟的技能和稳定的状态给患者带来积极暗示，"医护人员是专业、有经验的，我肯定不会有危险的"是患者最大的心理安慰。适当的肢体接触可给患者带来安全感，如握手、抚触、拥抱等。

（2）给患者提供精神支持：急重症患者多与家属隔离，医护人员就成为患者主要的人际交往对象。护理人员要多与患者交流，倾听患者感受，接纳患者的心理反应，强化患者的归属感，做患者的精神依靠。尽可能通过多种渠道增加患者与家属的联系，如电话、书信、传话等。

（3）加强与家属的沟通：急重症患者家属对患者的病情认知不够，多伴有紧张、焦虑、不冷静等情绪。护理人员应理解家属的情绪，在救治的同时要及时与家属沟通，增加积极暗示的作用。

（二）传染病患者的心理护理

传染病是一类受到某种病原体感染并具有感染性的疾病。患者患病后，除了疾病本身带来的躯体痛苦外，还要承受被隔离、怕传染、被排斥的心理压力。

1. 心理特点

（1）恐惧、焦虑：患者常会片面认识传染病的严重性，对传染病的预后非常担忧和焦虑，也为与病友同处一室是否会交叉感染而感到恐惧。传染病患者多需隔离治疗，这容易使患者担心被家人、亲友或同事排斥而产生戒备。

（2）自卑、回避：患者会给自己打上"难以启齿""很丢人"的标签，片面评价自己的角色。患者为避免被他人排斥，会主动与他人划清界限，同时出现消沉、不语、厌食、拒绝交往的现象。这种表象的深层原因是患者不希望被视作另类，希望得到他人的关心，能与他人有正常的社会交往。这种矛盾心理使得患者敏感多疑，对于医护人员或家属的正常言行表示质疑或抗拒。

（3）孤独、抑郁：被隔离使得患者接受家属的陪护和探视受到了限制，患者精神压力无从排解。持续的精神压力使患者的感情压抑、情绪低落，并会把这一切内化成自己的过错，而出现抑郁情绪。

2. 心理护理

（1）理解、接纳：站在患者的角度上理解其精神上的苦楚，对于患者出现的不合理情绪和行为表示理解和接纳。护理人员应采取适当的隔离措施，不过分与患者划清界限，如无呼吸道感染的患者，护理人员可以不佩戴口罩；护理操作时避免不必要的手套佩戴等。护理人员不要在患者面前流露出害怕被传染的情绪，更不要表现出歧视的言语或表情，注意自身言行，不对患者造成"医源性伤害"。

（2）科学的健康宣教：护理人员应主动向患者及家属讲解所患传染病的病因、传播途径、隔离措施和预后，向患者介绍科学的疾病防范措施及避免同病室交叉感染的防护，指导患者采取科学的态度认识传染病的危害和隔离的意义，使患者客观看待隔离措施。

（3）增加患者的归属感：提供适宜的生活环境，使患者在隔离治疗期间生活尽可能方便且丰富，特别是需要进行严格隔离的患者，应为其提供适当的家属探视条件，如电话探视等。满足患者的社交需要，组织有意义的集体活动，鼓励患者积极参与，丰富患者的住院生活。

（三）恶性肿瘤患者的心理护理

恶性肿瘤给患者带来极大的痛苦和生命安全的威胁，大众往往是"谈癌色变"，患者既要承受生理上的痛苦，又要承受精神上的巨大压力，对心理护理的需求十分强烈。

1. 心理特点

（1）恐惧、焦虑：生命安全是恶性肿瘤患者主要的担心和顾虑，对死亡的焦虑和恐惧从诊断初始就存在，治疗的痛苦和持久性也给患者带来了痛苦。

（2）对疾病相关信息的渴求：患者迫切想了解与自身疾病相关的信息，尤其对其发病特点及预后十分关心。除了医护人员的健康宣教，患者还会寻求其他很多方式去了解更多的信息，如科普书籍、网络询诊等。

（3）依赖、敏感：患者在诊断初期，常常就开始四处求医，迫切寻找艺术精湛的医生为自己诊治，对名家名医的依赖强烈。有些患者甚至"病急乱投医"，对偏方或坊间流传的治愈方法深信不疑。在治疗期间，患者对医护人员及家属的依赖性增强，希望家属随时陪伴，医护人员也可以随叫随到，对自身状况的过度关注使患者忽略了正常的生活和人际交往，变得敏感多疑。

（4）愤怒、沮丧：患者多认为自己患有恶性肿瘤是自己运气差，是命运对自己的不公正对待，会变得情绪暴躁，对他人出现攻击行为。久而久之，情绪转向低沉，变得沮丧、悲观甚至绝望。

2. 心理护理

（1）科学的健康宣教：患者多因肿瘤相关知识匮乏而产生过度消极反应，护理人员应向患者讲解科学的医学信息，纠正癌症等于死亡的错误认知，帮助患者树立医治的信心，教会患者操作性强的放松训练、情绪宣泄方法、应对方式等。

（2）帮助患者建立积极的生活方式：了解患者的生活习惯和行为方式，在尽量照顾患者原有生活方式的基础上，帮助患者树立科学的健康观念，建立积极的生活方式，让患者在疾病状态下能够体会到生活的乐趣和生命的价值，增强患者与疾病抗争的意愿和斗志。

（3）支持性心理干预：通过倾听、解释、鼓励、保证、积极暗示和共情等支持性技术对患者进行心理干预。支持性心理干预是给予患者实际帮助和情感上的支持，帮助其提高应对疾病的能力，缓解患者痛苦，提高其生活质量。

（四）临终患者的心理护理

美国精神病学家伊丽莎白·库伯勒-罗斯（Elizabeth Kubler-Ross）将大多数临终患者的心理反应分为五个阶段：否认期、愤怒期、协议期、抑郁期和接受期。但这五个时期不一定都按着固有的顺序发生，会有患者出现心理反应的交叉或更替，无论患者的心理反应以何种顺序出现，多数患者都处于变动不已的心理状态中，难以稳定的心理状态给患者带来了精神上的巨大折磨。

1.心理特点

（1）起伏不定的心理状态：即将死亡的现实使患者难以接纳和面对，对生命的无助和失控感使患者焦虑、恐惧。患者的心理状态常常与当时的躯体状况有很大关系，当躯体状况较为稳定时，患者会从中获得面对痛苦的力量和维持生存的信心；而当躯体状况恶化时，患者对负面情绪的感受则更加强烈，经常游走于情绪困扰和情绪缓解的无限循环中。

（2）心理需求是各种心理反应产生的原动力：获得对生存的掌控是患者最强烈的心理需求，但是在临终阶段，对生命的掌控已经难以实现，增强对生活的自主权成为患者最主要的期待。在生命的最后阶段，患者希望可以依照自己的意愿去生活，如对治疗方案的选择、照料者的照护方式、生命末期的居所、完成未达成的心愿等。

（3）死亡观影响着患者的心理需求：患者对待死亡的态度影响其在生命末期的心理需要。患者对死亡的态度主要有两种：顺应或对抗。从客观现实的角度来看，死亡是生命体无法阻抗的固有自然规律，个体应该做到的是顺应和接纳，但是对生命持久的向往依然是多数患者的期待。正因为对"生"的期盼，患者才有对生命进行掌控的需求。

2. 心理护理

（1）以稳定化为前提：动荡、不稳定是临终患者的主要心理体验，患者的自控能力基本丧失，易出现过于亢进的兴奋，如无法控制的痛哭；或是处于过度的低落，如封闭式的消沉。护理人员首先要帮助患者将心理状态调整到可以控制的稳定范围内，然后再应用各种干预技术对患者进行心理护理。

（2）以患者为主体的照护：国际心理社会肿瘤学会（International Psycho-Oncology

Society，IPOS）倡导，医护人员和家属要尽力为患者提供最适合、最受益的舒适照护方式，即提供最有利于患者的心身照护。成立于 1984 年的国际心理社会肿瘤学会的宗旨是为所有癌症患者进行"人性化"的治疗而努力，即实现以患者自主性为基准的实施准则。"有利于患者"一方面指客观上的最有利，如有助于延长生命的诊疗措施、可以缓解躯体疼痛的治疗方式等；另一方面指患者主观上的有利，即患者的自主意愿得到满足。

（3）以同理心为基准：不被他人理解或痛苦体验被忽视是多数患者的共同感受，许多看起来正性而积极的关注与支持并没有触动到患者痛苦的焦点，给予患者的心理支持也只成为无实质内涵的形式表现。例如，与亲属隔离的重症监护病房（intensive care unit，ICU）患者会写道：让我出去；癌症患者自述自己仅仅是个会喘气的瘤子等，这些都深刻表达出患者对自我意愿实现的渴望。"中国肝胆外科之父"吴孟超说：医学是一门以心灵温暖心灵的科学。护理人员需要站在患者的角度上去体会患者的感受，即向患者表达共情的态度。

（4）提高患者生活质量：通过舒缓的照护方式使患者尽可能地减少心身痛苦，提高患者生命末期的生活质量。临终患者生活质量需要从多维度来进行描述和评价，包括疾病所带来的躯体和心理症状、身心症状所带来的副作用、疾病状态下患者尚保留的躯体和心理功能及患者维系正常生活的社会功能。

（5）在情况稳定的条件下完成患者的知情同意：相当多的患者即使在没有被明确告知病情的情况下，根据自身生理状况及已有的医疗常识，也会对病情进行猜测，从而经常处于矛盾纠结的状态中，稳定患者的情绪和状态就成为心理护理的首要目的。因此，在告知患者病情前，护理人员要教会患者如何在心理冲突中调整自己的状态，在患者情况稳定的条件下告知其病情。告知方式要视患者的具体情况而定，患者的性格、文化程度、对疾病的认知程度影响着由谁来告知、何时告知、是全部告知还是选择性告知，即本着"知情同意""不伤害""最优化"的原则，尽量让患者在平稳中接受疾病的现状。

（五）围生期孕产妇的心理护理

孕产妇在围生期较易出现情绪的波动，抑郁情绪是这个时期最常见的心理反应。做好围生期孕产妇的心理护理，提高孕产妇的心理健康水平对于孕产妇和产儿都具有积极的意义。

1. 心理特点

（1）焦虑、抑郁：面对临产的特殊时期，孕产妇既有期待，又有紧张不安，这种情况尤见于初产妇，如对孩子的健康担忧；恐惧孕产过程中出现不安全情况；担心自己不能照顾好孩子；为工作角色丢失担忧等。在生物、心理和社会各方面因素的影响下，孕产妇会出现抑郁的情绪体验，感觉无助、无望和不被理解。严重抑郁倾向会影响到孕产妇的社会功能，也给家庭带来巨大的压力。

（2）被接纳的归属感：孕产妇成为家庭中最受关心和重视的个体，但某些家庭给予孕产妇更多的是物质上的支持，缺乏共情的精神支持。例如，片面地认为孩子的出生只会给孕产妇带来积极的愉悦，若孕产妇出现消极的表现，那就是不可理解和不被接纳的，甚至指责孕产妇娇气。孕产妇缺乏理解和倾诉的对象，情绪压抑无从排解。

（3）敏感、依赖：围生期孕产妇情绪波动大，对事物或人际交往反应敏感，稍不如意就易出现较大反应。围生期孕产妇行动不便，多需他人的协助，但也因孕产妇角色强化，对他人的要求提高，希望家属都按自己的意愿行事，对家人的依赖性增强，行为退缩、幼稚，支配家人替其完成力所能及的事情，与家人关系易出现不和谐。

2. 心理护理

（1）共情的接纳：对于孕产妇的心理反应给予中立、客观的接纳，并向孕产妇表达对其感受的肯定。在信任关系的基础上，对孕产妇做出合理、适度的引导。

（2）科学的健康宣教：护理人员向孕产妇讲解科学的孕产期知识，让孕产妇对自己现有的和未来可能会出现的反应做到科学认知，减轻不了解信息带来的焦虑感。科普育儿方法，让孕产妇做好充分的心理准备。强化母亲角色，使孕产妇能够充分接纳自己的新角色，提高其母亲角色的责任意识。

（3）提高社会支持：护理人员向家属科普围生期孕产妇的心理特点，宣教生物-心理-社会医学的现代医学理念，纠正家属对孕产妇不合理的认识，提高家属对孕产妇在围生期反应的接纳，通过增强社会支持来提高孕产妇应对压力的能力。

考点
不同年龄
阶段患者
的心理护
理

三、不同年龄阶段患者的心理护理

不同年龄阶段的患者具有不同的心理特点，会对疾病做出不同的反应。护理人员应了解不同年龄阶段患者的心理反应，有针对性地实施心理护理，提高患者的心理健康水平和应对疾病的能力。

（一）儿童期患者的心理护理

儿童期患者年龄小，认知有限且表述不清，情绪不稳定，生活不能自理，适应能力差，缺乏自制能力。

1. 心理特点

（1）分离性焦虑：儿童对自己的抚养者尤其是母亲产生依恋的情感需求，通过与母亲的联系发展出对母亲的信任感，从而保持着对周围人和周围环境的安全感及信任感。入院治疗的儿童，尤其是被隔离的患儿，由于安全感的缺乏，会有退行表现，如对母亲或其他亲属过度依赖、恐惧、焦虑不安、拒食、不服药等，出现哭闹的行为。

（2）恐惧：安全感是患儿主要的心理需求，尤其是婴幼儿。患儿入院后，对环境陌生或不适应，或父母的陪伴减少，使其不安全感强烈。入院初期的患儿对于医护人员或治疗还无概念，恐惧感并不强烈，一段时间的治疗后，来自生理上的疼痛使患儿对医院的恐惧产生，比如有些患儿产生"白大褂效应"。同时父母的焦虑、恐惧也易影响患儿的心理反应，若父母过于焦虑和恐惧，会加重患儿的情绪反应。

（3）反抗：焦虑和恐惧使得患儿对治疗或医护人员产生抗拒，不配合治疗和护理，大喊大叫，摔东西，甚至对医护人员有攻击性行为；拒绝接受各种诊治措施甚至逃跑。也有的患儿对前来探望的父母不予理睬，面无表情，用沉默表示反抗。

（4）过度依赖：某些患儿沉溺于疾病状态，因为在疾病状态下，父母会对患儿付出更多的关心和照顾，更能接纳患儿的缺点，更能顺应患儿的心愿，患儿因此获益，于是对父母产生过度依赖，或出现退行，以体会被过度关注和关怀的满足。

2. 心理护理

（1）给予足够安全感：保证患儿营养，满足躯体成长是首要的物质保证，尤其是婴儿期患者。经常抚触患儿，如拥抱、亲吻，满足"皮肤饥饿"需求，给予患儿精神上的满足。尽量增加父母陪护时间，减少分离性焦虑。无父母陪伴的患儿，护理人员应承担父母的角色，增加与患儿的亲近感，了解患儿喜好与需求，陪患儿玩耍。

（2）评估患儿的心理防御：患儿年龄小，不善用语言表达自己的真实情感，也不会用合理的方式舒缓自己的精神压力，常本能地利用心理防御机制来表达自己的不适，护理人员应了解常见的心理防御表现，客观评价患儿的行为。退行是患儿常出现的防御表现，如吃手指、尿床、过度依恋等。对于患儿出现的心理防御表现，护理人员要根据患儿的心理发展阶段，采取有效措施干预，如在疾病早期，出现的心理防御会对患儿起到暂时缓解压力的作用，不要急于阻止它，慢慢引导患儿用合理的方式表达自己的不适。

（3）鼓励独立、自理：对于年龄稍大的患儿，鼓励其独立完成力所能及的自我生活料理，避免其对父母的过度依赖。也应告知父母，不要强化患儿的患者角色，适度的亲密距离有利于患儿应对治疗。

（二）青年期患者的心理护理

青年期患者心理状态起伏大，情绪易波动，对身体的任何变化都异常敏感，对医学知识信息的获知欲求大，较易掌握广泛的信息途径，坚持自我信念，因此，难以与医护人员建立信任关系是重要问题。

1. 心理特点

（1）个性突出、自我感强：患者思维活跃，自我意识发展迅速，对自我关注强，坚持自我，不愿被干涉，可能不认同医护人员的诊疗计划、不按要求服药、对健康宣教不重视等。

（2）情绪波动大，自控力差：患者情绪稳定性差，容易受到应激事件的影响。患者脱离原有生活轨道，在面对家属或医护人员时较易出现难以控制的急躁、愤怒情绪。

（3）两极化自我认知：患者自我认知容易出现两极分化，一方面，患者认为自己认知能力强，获知信息多，固执己见，坚守自我信念；但经实践和事实否定后，又会表现出失落、悲观的情绪，否认自我价值，对疾病治愈产生无助、无望感。

2. 心理护理

（1）尊重患者的自我表达：护理人员应了解患者自我意识强的特点，尊重患者在这个年龄阶段的自我表达，以中立的态度对待患者的主观意识，不与患者争辩，不急于强求患者改变自己的想法，对患者表达充分的尊重。

（2）教会患者合理宣泄：对于患者情绪易波动的特点，要接纳其感受，告知患者的不合理表达给他人带来的消极影响，强调合理表达情绪的意义，教会患者易操作的宣泄或放松训练方法。

（3）采用专业精湛的技能：对于坚持自我的患者，很难通过劝说改变其不合理认知，护理人员只有通过专业的知识和精湛的技能，给患者带来积极有效舒缓躯体不适的效果，才能让患者对护理人员产生真正认同。

（三）中年期患者的心理护理

中年期个体是整个家庭和社会的中流砥柱，承担的生活与工作压力也最大。中年期患者易出现精神负担重、对患者角色排斥的心理反应。

1. 心理特点

（1）焦虑：患者在家庭和社会中承担着重要角色，患者角色容易与其他社会角色产生冲突，较易使其产生焦虑感。例如，患者担心工作任务无法完成，或职位被取代；为家里的老人和孩子没人照料而着急。

（2）治疗依从性差：患者对治愈和出院期待迫切，无法耐心治疗，总希望医护人员可以提供立竿见影的诊疗措施；在意暂时的缓解痛苦，自行缩短治疗疗程或自行停药，治疗依从性差。

（3）无助、失控感：患者是家庭的主要经济创收者，疾病使某些患者的经济负担加重，家庭支出增大，使其产生无助、失落感。家庭及社会角色缺如，无法改善现有状态，也使患者自感愧对家人，失控感强。

（4）自主神经功能紊乱：中年期特殊的生理阶段，使得患者躯体感受更加敏感，较易出现心慌、乏力、胸闷、疼痛等自主神经紊乱表现。

2. 心理护理

（1）提高社会支持：护理人员应告知亲属需调动各种人际关系，给予患者充分的社会支持，帮助患者分担各种家庭及社会角色，如家人或亲属在生活中替患者照护老人及孩子，同事给予帮助解决棘手工作等；给予患者更多的关心和照料，倾听患者的诉求。

（2）放松训练：患者多情绪急躁，缺乏治疗的耐心，护理人员应引导患者放松，教会患者科学易操作的放松训练。

（3）鼓励患者参与诊疗计划：护理人员通过鼓励患者积极参与诊疗计划的方式，充分发挥患者的自主性，在此过程中使患者获得自主感和掌控感，提升自我价值。

（四）老年期患者的心理护理

老年期患者对自我健康状况关注度高，生理和心理体验较敏感，对生命的态度决定了患者精神状态的表现。

1. 心理特点

（1）感知觉退化：随着年龄的增长，老年人感知觉出现明显退化，如听力下降、视觉退化、记忆减退、味觉和嗅觉也逐渐迟钝。感知觉退化使得患者在治疗中缺乏自理和自主决断能力，如用药剂量及时间、饮食、参与诊疗计划等方面都需要他人协助。

（2）焦虑、恐惧：健康是老年人最关注的问题，患者焦虑和恐惧感明显。即使是非重度疾病，患者也会对自身的健康过于担心，恐惧生命安全受到威胁，重度疾病患者更是精神负担过重，对生命时限感到焦虑和恐惧。

（3）敏感、依赖：患者过度关注身体健康，对躯体不适的感受性增强，稍有不适，就会做出强烈反应；对医护人员过度依赖，希望医护人员寸步不离；自我意识强烈，对家属的照护要求过高；过于追求权威效应，希望寻求最好的医疗资源；出现由精神因素导致的自主神经症状，护理人员要与原发症状相鉴别。

（4）抑郁反应：患者对生命健康过于担忧，若疾病长久不愈，过度的焦虑和恐惧易使患者出现情绪低落、悲观失落。患者不愿与人交流，拒绝社会交往，沉湎于自己的痛苦中，对待生活无助、无望，悲观地认为死亡随时会到来。

2. 心理护理

（1）科学的健康宣教：患者迫切需求疾病相关信息，护理人员应告知患者正规获取健康保健知识的途径，提高患者对健康与疾病正确、客观和科学的认识。

（2）提高社会支持：患者多孤独感强烈，尤见于子女无暇照料的患者，其无助感明显，护理人员应在生活上给予更多的关心和照料，倾听患者的诉求，以客观中立的态度接纳患者出现的反应；鼓励亲朋好友多探视，告知子女及亲友尽量多关注患者的心身诉求。

（3）提升患者自主感：老年期患者无助、失控感加重，护理人员鼓励患者主动参与力所能及的日常生活料理，多参加有意义的活动，增强患者生活掌控感，提升生命的价值，从而促进患者建立治疗的信心和保持积极的生活态度。

（4）建立积极生命观：死亡是老年人无法回避的问题，应向患者宣教积极生命观，以当下的眼光看待生命，关注当下的生命质量，充分体现个体的生命价值；科普优死观和安宁疗护理念，让患者了解现代科学的医护理念，通过现代科学的医疗手段帮助患者减少痛苦，提高生活质量。

第 4 节　社区与家庭心理护理

一、社区与家庭

社区是由若干社会群体（家庭、氏族）或社会组织（机关、团体）聚集在某一地域里所形成的一个生活上相互关联的大集体。家庭环境对个体的价值观、生活习惯、卫生习惯和性格的形成及解决问题的方式等有很大影响，与个人的健康密切相关。每个家庭的生活都会直接影响社区居民的整体健康状态。

考点
社区护理
的内容

（一）社区护理

1. 健康指导　对社区居民提供健康指导是社区护理重要的工作内容，社区是居民获知健康医学知识的便捷途径。社区护理为居民提供预防疾病、促进健康和提高生活质量的科学普及。

2. 计划免疫和预防接种　完成社区儿童计划免疫工作，进行免疫接种的实施和管理。

3. 慢性病的防治与护理管理　慢性病患者在医院的治疗时间有限，社区护理承担起对慢性病患者出院后的照护及健康指导。

4. 重点人群健康的保健指导　老年人、儿童、妇女、残疾人是社区护理重点服务对象。社区护理人员通过评估，在三级预防的基础上对该人群进行预防疾病、促进康复和维护健康的工作。

5. 建立社区健康档案　普查辖区居民的健康状况，建立个人健康档案，与服务对象签订健康合同书，提供持续性护理服务工作。

6. 精神病患者的康复与监管　精神病患者多在急性期入院治疗，恢复期和康复期的管理回归到社区。社区为精神病患者提供康复治疗，社区护理人员对该辖区精神病患者进行普查，建立个人档案，并定期随访。

7. 社区及家庭心理护理　向居民提供心理健康指导，普及心理学知识，提供场所和途径对居民进行团体或个人的心理干预。

（二）家庭护理

1. 家庭成员间的健康　树立科学的健康观念，认识疾病的发生、发展和预后，了解疾病状态下心理反应的变化，进行科学的心身健康指导。

2. 家庭成员间的相互作用　个体疾病状态下维系家庭功能，如角色改变、社会支持、情感交流。

3. 家庭健康与社会之间的关系　帮助形成积极的家庭与社会联结状态，形成以家庭健康和谐来促进社会健康和谐的理念。

二、社区与家庭心理护理

考点
家庭护理的内容；社区与家庭心理护理

现阶段我国社区与家庭心理护理的实施还存在步伐慢、范围小、发展不平衡的特点，需要从健康意识宣传、组织管理、实施形式、社会支持等各方面进一步深化。

（一）加大社会宣传力度

增强全社会对心理健康的关注，从加大社会宣传开始，普及心理健康相关知识，让大众客观准确地认识心理健康，能对心理问题或精神问题做出正确识别。宣传形式丰富多样，除了新闻宣传、社区宣传等传统形式外，还可以充分利用现代化媒介手段如建立社区网站、手机 App、公众号等大众利用率高、转载率高的模式，由专业人员制作科普文章，进行科普教育。宣传用语尽量选用通俗、易懂和大众化的语言，以便大众更容易理解和接纳。

（二）规范社区管理

现阶段社区精神卫生或心理健康管理不规范，因此迫切需要对社区相关的医务人员进行规范培训和监督。短期的培训和监督往往意义不大，所以需要充分完善专科医院-社区-患者系统一体化的服务模式，使三者真正做到相互协调、相互沟通及相互工作。另外还需要加强个案管理工作，做到每一名患者的心理健康都有对应的固定的个案管理者，执行个体化的服务计划，制定客观的评估标准、合理有效的治疗和干预措施、健全的评价机制，注意定期随访，并及时做出调整。

（三）形式多样化

社区和家庭的心理护理分为健康教育和心理干预，通过对健康人群普及心理健康知识，使居民有意识、有方法地维护自身心理健康；开展不同形式的健康宣教，如定期社区讲座、团体训练、科普影片展播等。对有心理干预需求的个体，除了常规健康教育外，针对个体的实际情况，设计多样有效的心理干预形式，规范、有计划地对个体进行心理干预，如个案咨询与治疗、团体咨询与治疗、团体训练等。

（四）加强家庭成员间的社会支持

社会支持是影响个体心理健康的因素之一，实施良好有效的社会支持是维护个体心理健康至关重要的因素。社会支持一方面来自于家庭亲属的支持，另一方面来自于社会大众的支持。社会支持包含任何形式的精神扶持，如人际关系、社会价值、经济收入等各种能维持个体生存的精神依靠。推广社区及家庭间社会支持对个体心理健康积极影响的理念，可提高社区成员之间互相关心、互相关爱的意识。

（五）社区精神病患者的心理干预

比起住院治疗，患者回归社区生活的时间会更长，对于精神障碍患者的康复来说，社区医疗和康复与住院治疗具有同等甚至更为重要的地位。患者回归社区继续康复治疗对于疾病的治愈是必需而重要的，康复期的患者除了药物治疗的维持外，规范的心理治疗和护理也必须跟上。

社区应配备专业的心理工作者，或具备基本精神医学和心理学专业技能的医护人员，从功能训练、全面康复、回归社会等方面对患者进行全面训练；应配备固定的患者活动场所、齐全的功能训练器材、专业的康复治疗人员，并确定固定的训练活动时间，有效监督患者按时定量地进行康复功能训练和评估。

社区心理干预的目标不仅仅是针对疾病相关的问题，患者本身的性格、人际关系、应对压力的方式及家庭问题（即针对家属的家庭治疗），都是必需而有效的。社工要随时做好支持和随访，给予患者和家属持续的关爱和支持。

自测题

一、A₁/A₂ 型题

1. 护理心理学的目的是（　　）
   A. 帮助患者恢复健康
   B. 促进患者健康
   C. 帮助患者在自身条件下获得最适宜的身心状态
   D. 帮助患者达到心理健康
   E. 恢复患者心身健康

2. 患者过分依赖大医院和专家效应，对基层医疗机构不信任，"小病大治"的表现体现了患者的哪种心理需要（　　）
   A. 安全的需要
   B. 解除痛苦和康复的需要
   C. 被接纳、获得归属感的需要
   D. 了解信息的需要
   E. 尊重的需要

3. 患者大多对所患疾病的医学知识了解甚少，导致对自身康复状况产生担忧，主观上出现紧张不安和提心吊胆。这是何种心理反应（　　）
   A. 焦虑　　B. 抑郁　　C. 恐惧
   D. 愤怒　　E. 敏感

4. 对患者不带有任何自己价值观的评判，以中立的态度对患者的反应及感受做出客观接纳，这运用的心理护理技术是（　　）
   A. 倾听　　B. 共情　　C. 保证
   D. 暗示　　E. 解释

5. 以下属于积极暗示的是（　　）
   A. "你今天看起来精神很不错"
   B. "你的状态很稳定"
   C. "手术刀口愈合不错"
   D. "5 床患者的情况跟您一样，术后效果非常好"
   E. 以上都是

6. 以下对患者自杀的描述正确的是（　　）
   A. 患者自杀之前毫无征兆
   B. 不能与患者讨论自杀的问题
   C. 有过自杀行为的患者不会再次自杀
   D. 告知患者当有自杀的想法时，需要寻求医护人员的帮助
   E. 危机解除后患者的自杀风险降低

二、A₃/A₄ 型题

（7、8 题共用题干）

患者王某，2 天前因心前区疼痛入院，初步诊断冠心病待查，患者自入院起，忧心忡忡，寝食

难安，考虑自己是否患冠心病，若是冠心病是否能治好，对明日的冠状动脉造影检查担心不已。

7. 该患者的主要心理反应是（   ）
   A. 焦虑　　　　B. 恐惧　　　　C. 愤怒
   D. 抑郁　　　　E. 依赖

8. 向该患者科普冠心病的医学知识，解释当前不适感的原因，介绍明日检查的目的及注意事项，这运用的心理护理技术是（   ）
   A. 转移注意力　　　B. 放松疗法
   C. 暗示疗法　　　　D. 支持疗法
   E. 认知疗法

（9、10题共用题干）

产妇李某，产后2周，母子健康，近1周来，产妇情绪低落，自怨自艾，认为自己无法照顾好孩子，又因奶水不足，担心孩子会营养不足，觉得自己对不起孩子，对产后的工作也觉得无能为力；经常以泪洗面，认为自己是最倒霉的人，谁都比自己幸运。家人对此不予理解，认为孕妇是娇气、矫情、不够坚强。

9. 对该患者首先做出的护理诊断是（   ）
   A. 焦虑　　　　　　B. 无望感
   C. 应对无效　　　　D. 抑郁
   E. 悲伤

10. 对该产妇实施的心理护理包括（   ）
   A. 共情接纳
   B. 对产妇及家属进行健康宣教
   C. 帮助产妇改变不合理认知
   D. 加强对产妇的社会支持
   E. 以上都是

（潘　虹）

第8章

护 士 心 理

案例 8-1

　　王女士，27 岁，从事护理工作 5 年，近期与同事及患者关系紧张，感到很焦虑，也很无助，但不想把工作上的不愉快和压力带到家里，于是极力压抑自己的情绪，强装平静。工作中愈发感觉注意力无法集中，反应速度下降，身体上感觉疲劳，内心常常出现矛盾冲突。

问题：1. 王女士当前的心理压力水平如何？

　　　2. 在本案例中，王女士的心理状况给工作和生活带来什么影响？

　　　3. 王女士可以采用哪些策略来维护和促进自己的心理健康？

第 1 节　护士心理概述

一、护士角色的概念及特征

（一）护士角色的概念

1. **角色**　原意指剧本中的虚构人物。心理学上指社会对特定的、占据社会位置的人们的行为期待，它规定了这个位置的权利义务与行为规范。个体常在社会中承担多种角色，无论哪种角色都有其特定内涵，个体行为规范均受制于特定的角色特征。

2. **护士角色**　是指社会所期望的适用于护士的行为模式。如果护士的行为符合人们期望的行为模式，同时具有其应有的权利和义务，就进入了护士角色。在医疗实践活动中，护士角色已不仅仅是"医生的助手"，而是成为专业性很强的多重角色。护士是指经执业注册取得护士执业证书、依照《护士条例》的规定从事护理活动，履行保护生命、减轻痛苦、增进健康职责的卫生技术人员。

（二）护士角色的特征

　　社会文化对护士角色的影响，主要表现为护士角色的社会期望值与护士的个体目标、行为模式之间的距离，且有远近之分。该距离趋近，有利于护士角色的优化；该距离过大，则有碍于护士角色的完善。护士角色的特质，可以用温柔、体贴、细致、周到、敏捷、宽容、热情、冷静等词汇描述。其中，有些特质是护士角色人格的核心成分，具有鲜明的职业特点，是个体胜任护士所必备的；有些特质是护士角色人格的非核心成分，可体现独特的个性差异。护士角色的特征一般如下。

1. **忠于职守有爱心**　忠于职守，这一点是由护士职业的特殊性所决定的，要求护士具有较强的自我约束能力，能长时期、持之以恒地在无任何监督的情况下，自觉地维护职业准则，自觉地执行工作规则，不敷衍搪塞等。爱心，指护士为维护患者的利益，能

考点

护士角色的概念；护士角色特征

随时给予患者体贴与爱护。

2. 高度负责有同情心 职业要求护士凭借高度负责与同情，对患者的各种刺激保持"高敏状态"，及时、准确地对患者的"报警信号"做出最迅速的反应。作为常人，初次或偶然看见患者痛苦呻吟，大多会充满同情和关注，但久而久之可能会司空见惯而麻木；但职业使命不允许护士对患者的痛苦呻吟有半点习以为常或视而不见，否则随时可能造成延误诊治、危及生命等严重后果。

3. 良好的情绪调节与控制能力 护士职业的特殊性、环境氛围等极易使护士产生情绪问题；但是面对工作对象，要求护士始终保持稳定、积极的情绪状态，为患者营造良好的情绪氛围。护士若存在情绪调控等角色人格要素特质的明显缺陷，极易出现职业角色的不适应行为。

4. 出色的人际沟通能力 护士始终处于护患关系的中心，与患者接触密切，是协助患者与医生沟通、促进患者彼此间交往、协调患者与家属间关系的桥梁。尤其是与疾病状态下身心失衡、人际能力相对减弱的患者交往频繁时，护士的人际沟通能力及其主导性直接决定了患者能否尽快适应特殊情境的人际氛围。在与不同年龄层次、社会背景、个性特征的患者交往过程中，护士的语言方式和沟通技巧需要因人而异、因势利导，为患者营造有益身心的良好人际氛围。有学者指出：人际沟通能力是护士胜任职业角色的最主要因素。

5. 较健全的社会适应性 "社会工作者"的职业属性要求护士学会适应各种环境，无论置身何种孤寂中，都能保持良好的适应性，做到沉着应对，如门急诊护士具备较健全的社会适应性，才能日复一日冷静、理性地面对大量迫切就医患者的纷争或嘈杂。此外，护士的社会适应性还包括对各种从未体验过的角色的适应，一旦做了护士，就要学会体恤各类患者的病痛。例如，在患儿及老人面前，要尊老爱幼；对痛不欲生的患者，要给予劝导和宽慰等。一般来说，男性护士具有思维逻辑性强、遇事冷静沉着、判断力强、独立性强、依赖性小、接受信息快、富有创造性等优势。护理是一项集体力、脑力于一身的高压力职业，尤其是急诊、外科、精神科等科室，对于男护士来说尤为合适，而且男护士特别受到男性患者的欢迎，避免了男性患者在接受女护士护理操作时的尴尬情形，男性精神病患者更愿意向男护士谈及内心不便启齿的致病原因，因此男护士是团队良性发展的催化剂，对调节护理团队的内部关系起到了很重要的作用。

二、护士角色的种类

护理是崇高的职业，无疑也是充满艰辛与挑战的职业。护理工作的性质决定了护士必须扮演多重职业角色，护士在护患关系中扮演的角色，有直接提供照顾的，亦有间接引导患者的，在工作中，护士承担的角色主要有以下几类。

1. 健康照顾者 护士用专业知识和技能直接照料患者，但护理工作绝对不能简单到纯技术和知识的范围。传统的保持个人尊严和母性照料活动就包含了护士关怀和安抚患者的内容。关怀是大多数护理措施的核心，也是一名专业护士必备的技艺，这个角色的任务是护士传达对患者的理解和提供支持，护士通过态度和行为来表达对患者利益的关心，把患者当作一个人而不是当作机器去对待。

2. **健康咨询者**　护士不仅要对患者的身体疾病提供治疗性服务，而且还要提供有关健康和疾病知识的咨询服务，以及帮助患者识别和应对心理或社会问题，明确自己的选择，以获得对自己行为的控制感。

3. **健康教育者**　社会的进步和人们文化素质的提高使人们对自己健康的关注形式也发生了变化。医疗卫生工作已不再仅仅重视治疗，而是包括预防在内的系统工程。人们迫切需要关于促进健康和维持健康的知识，特别是患者更想知道有关自己疾病治疗、预后的知识。所以护理人员还有一项突出的任务，就是对包括患者在内的全民进行健康教育。

4. **管理协调者**　管理角色不单指病区的护士长，而是指每一名护士，护士在单独值班时不仅要管理病区的所有患者，还要对病区的环境等进行管理，所以护士还承担着管理者的角色。

5. **患者辩护人**　患者住院期间，护士有责任作为患者的保护者，促成对患者有益的事情，保证患者的合理要求得到满足和保护患者的权利。

6. **变化促进者**　是指能启动变化或帮助别人、对自己或系统做修正的人。在执行护理计划的过程中，由于病情的变化，护士可以对护理计划进行修改、调整，以更好地促进患者康复。

7. **科学研究者**　在护理工作中，护士不仅承担日常护理工作，还要在工作中研究新的技术方法，促进整体护理的进步。

三、护士角色的形象及历史演变

护士角色以其特定职业角色形象呈现，其形成与护理学学科的产生和成熟、护理的职能范围、护士群体的整体素质等密切相关。随着时代发展、社会进步及护士职业范围的扩大，护士角色也逐渐发生演变，主要经历了以下阶段。

（一）护士角色的历史形象

1. **母亲形象**　战争、瘟疫等致大批受伤病折磨的人迫切需要关怀、照顾，护士在民间被视为"母亲"，英文"nurse"可译作"乳母"。此期的护士主要呈现出"温柔、慈祥"的角色人格特征，对伤病者生活进行照顾和料理，塑造了"母亲"的形象。

2. **宗教形象**　中世纪的欧洲受宗教影响，把照顾伤残患者与拯救人的灵魂视为同等重要。因此，天主教选派了大量的修女参与医院的护理工作，让那些做护理工作的人通过帮助不幸的人而得到心灵解脱。

（二）护士角色的现代形象

自 1860 年南丁格尔创办了世界上第一所护士学校后，护士职业有了明确目标，其职能逐渐获得公认，护士角色人格形象日渐鲜明，此期护士形象主要有以下特征。

（1）热爱护理事业，热爱本职工作，具有为人类健康服务的敬业精神。南丁格尔指出："护士的服务对象，不局限于医院的患者，要更多地面向整个人类社会，通过社区组织预防医学工作，展开公共卫生护理。"

（2）关心患者疾苦，想患者所想，急患者所急。南丁格尔要求护士要对患者有高度的责任心、同情心和爱心，能够保持病房的绝对安静，甚至要消除护士工作时的衣着声响，强调护士"千万不要有意或无意地惊醒患者，这是护理质量好坏的先决条件"。

（3）有良好的医德医风，廉洁奉公，不做违反道德良心的不合法操作或不忠于职守的工作，以维护职业的声誉。具有较强的护理技能，能应用护理程序的工作方法解决患者存在或潜在的健康问题。

（4）具有诚实的品格、较高的道德修养及高尚的思想情操。南丁格尔针对护士角色指出："职业女性必须正直、诚实、庄重，没有这三条，就没有基础，就将一事无成。"

（5）具有一定的文化修养、护理理论及人文科学知识。护士应具有参与护理教育与护理科研的基本知识，能胜任护理工作，并勇于钻研业务技术，保持高水平的护理。

（6）具有良好的人格特征和稳定的情绪。南丁格尔认为护士应具有健康的心理，开朗、稳定的情绪，宽容豁达的胸怀，健壮的体格，工作作风严谨、细微、主动、果断、敏捷、实事求是。应与同行及其他人员保持良好的合作关系，相互尊重、友爱、团结、协作。应十分重视患者的心理因素，区分护理患者与护理疾病之间的差别，着眼于整体的人。

（三）护士角色的未来形象

21世纪对护士职业的发展提出了更高的标准和更新的要求：护士不仅要帮助患者恢复健康，还要使健康人保持健康。护士角色人格的未来形象，将以更理想的模式展现在世人面前，是社会进步的趋势、历史发展的必然，也是每个护士引以为豪的人生境界，主要有以下6种表现形式。

1. **专家、学者型人才**　护士应具有渊博的人文学科知识和深厚的专业基础理论，能独立开展专业的理论、实验研究及解决学科发展的重要课题。未来护士要主动适应医学模式转变，勇于创建护理学科新理论；紧随现代医学快节奏，准确掌握生命救护新技术。

2. **高水平技术能手**　护士须以高层次专业教育为基础，熟练掌握操作技术，知晓理论原理，必要时给予患者合理、科学的解释。高等护理教育改变了以往突出"技能型职业培训"的传统教育模式，健全了从本科到博士的多层次系列化护理教育，使护士的整体素质显著提高，从单一的专业技能型人才，发展成复合的专业知识型人才。

3. **科普教育工作者**　护士能向不同层次、需求的人们提供因人而异、实用有效的身心保健知识，能广泛开展公众的自我身心保健等普及性健康教育。

4. **默契合作的医疗伙伴**　护士与医生互为助手，面对共同的工作对象时，能体现"你中有我，我中有你"的默契合作精神。护士的足迹遍布医院、家庭、社区，并承担大量健康保健工作，使护士担当了社会保健的管理型人才角色。这也为护士提供了机遇和实践的机会，并在实践中造就了大批善于组织管理、懂教育、会科研的优秀护理人才，在恢复健康与促进健康工作中显示出护士强大的实力和独特的功能，使护士逐渐成为医生默契合作的医疗伙伴。

5. **应用型心理学家和人际关系艺术家**　护士须参与各类心理健康问题的研究，针对不同层次、社会文化背景的人群实施心理干预，尤其应侧重患者、老人的心理卫生保健；能将相关心理学理论与技术运用于临床护理实践中。同时护士应具有出色的沟通能力，能在频繁、复杂的人际交往中，灵活运用人际交往与沟通技巧，协调患者与他人的人际关系，从而主导护患关系。

6. **崇尚奉献的优秀人才**　未来的护士职业，宜优选文化素质较高、富有爱心、乐于奉献、具有良好人格特质的个体。优化的知识结构极大地开拓了护士的视野，促使护理学科从"理解并掌握专业理论、熟练运用专业技术"等扩展到"探索学科发展前沿、研制推广先进技术"的较高境界，不断取得突破性进展，在维护人类身心健康的广泛领域施展才华。

第 2 节　护士职业心理素质

一、护士职业心理素质对护理工作的影响

随着现代医学模式的转变，护理模式已由单纯的"疾病护理"模式转变为"以人为本"的整体护理模式，这就要求护士不仅要掌握扎实的理论基础和精湛的护理技术，还要有良好的职业心理素质。职业心理素质是护理心理学学科理论的重要组成部分，且与人类健康事业密切相关。因此，护士应具备较好的职业心理素质。

护士职业心理素质是指从事护士职业的群体，在工作学习中共同具备并能形成相似职业态度和职业价值观的心理特征的总和。

二、护士应具备的职业心理素质

护士良好的职业心理素质是实现整体护理的需要，是形成良好护患关系的基础，也是护士人格发展和完善的动力。护士应具备以下职业心理素质。

考点
护士应具备的职业心理素质

（一）良好的认知能力

良好的认知能力是护士职业心理素质的重要成分，包括以下几个方面。

1. **敏锐的观察力**　护士通过及时准确地观察患者的各项生理指标、临床症状及指征、行为反应等，推断其内心世界，并采取相应的有效措施及时解决，使患者得到心理安慰，很好地接受治疗，加速疾病的康复。

2. **准确的记忆力**　护理工作的对象是人，护士的各项操作如执行医嘱、注射药物、查体温、测脉搏等，都要做到准确无误，而且患者是经常变动的，病情又是不断变化的，护理计划和用药品种与数量也在经常改变，因此护士应加强自身在记忆准确性方面的培养，才能在工作中避免差错和减少事故，为患者提供准确安全的护理。

3. **独立的思维力**　护理工作对象是有着千差万别的患者，每名患者的疾病又时刻处于动态的变化中，护士必须具备在有限的时间内做出准确判断，并能独立采取护理措施加以解决或部分解决的能力。如果缺乏思维的独立性，只是一味地执行医嘱，就容易在盲目执行中出现差错或事故。

4. **优秀的注意品质**　护理工作头绪繁杂，患者病情又变化多端，因此要求护士具备优秀的注意品质。首先，要具备注意的稳定性，以防差错事故的发生；其次，要具备注意的范围广度，力求做到"眼观六路、耳听八方"，把繁杂的工作内容"尽收眼底"，做到心中有数；再次，要具备注意集中性，聚精会神才能完成好每一项精细的护理活动；最后，要具备注意的分配性，在有限的时间内从事多项工作时能做到准确无误、互不干扰，从而提高护理工作效率。

（二）良好的情绪调节与自控能力

良好而稳定的情绪就是在工作中能够保持稳定的心态。护理工作的特殊性质、环境氛围等，使护士容易产生紧张、焦虑等情绪问题。然而特定的工作对象要求护士始终保持稳定、积极的情绪状态，为患者营造良好情绪氛围，唤起患者治病的信心。因此，良好的情绪调节与自控能力，是护士极为重要的心理品质。

（三）坚强的意志力

护理工作关乎人的生命，因此护士无论置身何时何地，都必须忠实执行各项规定和程序，自觉遵守职业法规，维护职业标准，能持之以恒地做到在无任何监督的情况下严格自我约束，将"慎独"精神贯彻于临床各项护理操作中。

（四）良好的个性特征

护士的人格是由先天禀赋和后天经验积累所形成的。良好的性格，有利于发挥出护士的角色功能。一名优秀的护士应具备的良好个性特征是忠于职守、有爱心、诚恳正直、热情有礼、乐于助人、认真负责、机智果断、作风严谨，能沉着冷静地处理护理工作中的各种问题。

（五）出色的沟通能力

沟通能力是护士应具备的主要能力之一。护理工作开展得是否顺利，很大程度上取决于护士是否具有出色的沟通能力。护士与患者密切接触，对话时要热情大方、尊重患者、耐心、及时给予反馈，面对不同性别、年龄、个性、社会背景的患者时，要"以不变应万变"，采用的语言方式和沟通技巧需因人而异，为患者营造有益其身心康复的良好人际氛围。同时，护士也是连接各种复杂人际关系的纽带，需协助患者与医生沟通，促进患者彼此间交往，协调患者与家属的关系等。因此，护士只有拥有出色的沟通能力，才能胜任患者健康维护者和协调者的角色。

（六）较强的环境适应能力

护士职业性质要求护士在不同工作环境中及在不同角色之间能很好地适应。护士在临床实践中可能会面对不同的问题情境，如急诊室工作节奏紧张，ICU 任务繁重，护士都应保持良好的心态，做到冷静、沉着、耐心地应对，全身心投入工作。无论分配到哪个科室，护士都应尽快适应职业角色，学会体恤各类患者的病痛，表现出适应能力较强的职业心理素养。

第 3 节　护士职业心理素质的培养

一、护士职业道德教育与培养

在护理实践中，人们越来越认识到护士心理素质的重要性，认识到优化护士职业心理素质的必要性，这对于提高不同层次的护士成才率、优良率，保证护理人才质量建设，促进人类健康事业，提高人类生命质量，都具有极其重要的意义。

（一）护理职业道德

护理工作是一项具有科学性、连续性、继承性并且时间性很长的专业，在医疗实践中有着举足轻重的作用，为提高护理质量，必须着重提高护士的职业道德。

1. **护理职业道德的基本概念** 所谓职业道德，是指人们在从事正当职业、履行职责的过程中，应当遵守的行为准则。职业道德是共产主义道德和一般社会道德在职业生活中的具体体现。

护理职业道德，是在一般社会道德基础上，根据护理专业的性质、任务，以及护理岗位对人类健康所承担的社会义务和责任，对护理工作者提出的护理职业道德标准和护士行为规范。护士不仅用护理职业道德指导自己的言行，调整与患者、与集体、与社会之间的关系；而且还以此为标准对自己和他人在医疗、护理、预防保健、护理管理、护理科研等实践过程中的行为做出是非、善恶、荣辱和褒贬评价。

2. **护理职业道德的基本内容**

（1）对护理职业价值的正确认识，是对道德理论的认知，也是形成道德观念的基础，更是理解和掌握道德规范的前提。

（2）职业道德情感是以纯洁诚挚的情怀爱护生命，处理职业关系，评价职业行为的善恶、是非。

（3）职业道德意志是在履行道德义务过程中，自觉克服困难，体现出排除障碍的毅力和能力。

（4）职业道德信念有发自内心的履行"救死扶伤，实行革命人道主义"的真诚信念和道德责任感。

（5）具备良好的职业行为和习惯。

（二）护理职业道德的教育与培养

1. **热爱护理，甘于奉献** 热爱护理职业，以"救死扶伤、治病救人"为己任，不谋私利、不辞辛苦、不畏风险，千方百计为患者解决病痛。护士每天只身面对形形色色的病痛和生死离别的场景，经常处于抢救应激状态或参与身心高度紧张的抢救工作，在这样一个充满诸多职业应激源的环境中，会不可避免地产生应激反应和负面情绪，极易导致身心疲惫，削弱自制力。护士的崇高职责就是要维护患者生命，增进人类健康；遇到危重患者，尽力抢救，不得以任何理由延误抢救时机。发扬南丁格尔精神，树立强烈的事业心和责任感。

2. **科学护理，技术精湛** 加强职业认同感，树立良好的职业形象，赢得社会的理解和认可。护士正确理解护理工作的重要性，自尊自爱，自强不息，不断用丰厚的知识充实自己，特别是心理学、美学、社会学等边缘学科的学习，既有助于自我调节，又可提高自己对事物的认识评价能力，促进自身整体素质的提高；只有加强内外修养，树立良好的社会形象，才能赢得社会的支持和认可，提高护士的社会地位。

3. **慎独守密，视患如亲** 以诚实守信为基本准则，对工作求真务实、恪守职责，维护患者利益，单独进行护理操作时，不论有无监督，不做有损于患者利益之事。尊重患者生命价值和人格，实行保护性医疗，为患者保守隐私和各种医疗文件。自觉遵纪守法，不以医谋私，保持病案材料、统计资料的原始性、真实性和科学性。将患者视同亲人，设身处地感受患者的病痛，给予患者关怀和体贴。

4. **医护协作，严谨规范** 护士应理智地执行医嘱，在医护人员之间建立一种新型的同志式的关系，加强医护之间沟通交流。护士与人交往时应主动营造和谐的人际关系环境、轻松愉快的工作生活环境及健康的心理环境，做到善解人意，以真诚、宽容、尊重、友爱的态度对待患者、同事、亲友，正确处理好各种人际关系。

5. 仪表端庄，举止稳健　仪容自然端庄，衣着整洁协调，工作岗位穿职业装，佩戴胸牌要规范。举止稳健、言行得体、态度谦和、精神饱满。与他人交往中，应文明礼貌、热情大方，使用文明用语和普通话。

6. 护士情绪情感的培养　学会控制自我的情绪，在护理工作中，不应因自己生活、学习、工作等的烦恼迁怒于周围的人，更不能发泄在无辜的患者身上。使自己常处于积极的情感体验中，处理好人际关系，正确对待困难、挫折，保持良好的心境；尽可能避免消极的情感体验，当遇到挫折、不愉快时，应采取恰当的方式，选择适宜的对象，适时合理地释放不良情绪，取得理解与心理支持，以有效地缓解心理压力，保持心理平衡。

二、护士应具备的职业行为规范

护理人员的职业行为规范，实际上也就是护理职业道德规范，是护士在工作岗位上为了较好地完成本职工作、更好地服务于患者，所应当遵循的行为准则。南丁格尔曾说"护士是没有翅膀的天使，是真善美的化身"。因此，护士应具备的职业行为规范具体要求可概括如下。

（1）热爱本职工作，忠于职守，对工作认真负责，对患者充满热忱。

（2）满足患者生理、心理、安全、爱美的需要，使其处于最佳心理状态。

（3）尊重患者权利，平等待人，做患者利益的忠实维护者。

（4）审慎守密，不泄露医疗秘密和隐私。

（5）求实进取，对技术精益求精。

（6）对同事以诚相待，互敬互让，通力合作。

（7）举止文明礼貌，遵纪守章，助人为乐。

（8）廉洁奉公，不接受患者馈赠，不言过其实，不弄虚作假。

（9）爱护公物，勤俭节约。

（10）以奉献为本，自尊自爱，自信自强。

三、护士职业心理素质的培养

考点
护士职业
心理素质
的培养

职业心理素质的发展伴随从业个体职业生涯的全过程，相对于职业心理素质教育这一外在因素，从业者个体的内在因素对护士职业心理素质的影响更加深入和持久，其中很重要的一点就是做好自我管理。自我管理属于管理学的范畴，指个体主动调控和管理自我的心理活动和行为过程。自我管理不仅是一种管理行为的过程，更体现为一种能力，是个体对自身的生理、心理和行为各方面的一种自我认识、自我感受、自我监督、自我控制、自我完善的能力。

个体的自我管理能力虽然受到自身及环境等因素的制约，但总体来看，是随个体年龄的增长、知识水平的增加、社会阅历的不断丰富而逐步提高的。护士的工作性质比较特殊，个体的自我管理能力在工作实践中的提升空间较大，因而掌握恰当的自我管理策略和方法，对其良好职业心理素质的培养起到至关重要的作用，护理人员职业心理素质培养的方法主要涉及以下几个方面。

1. 树立职业理想　这是对一名护士最基本、最首要的要求,是培养优良的心理素质的思想基础。进行职业理想教育,就是要教育广大护士树立正确的人生观、价值观,以人民利益为坐标,自觉地进行自我心理、行为调适,坚持"清清白白做人,老老实实做事"的人生原则。工作中可通过自我暗示法,逐渐加深对护士职业的认识。

2. 加强职业道德教育　职业道德教育包括对职业认识的提高、职业感情的培养、职业意志的锻炼、职业理想的树立,以及良好的职业行为和习惯的形成等多方面内容。一名护士优良素质的形成,主要靠在生活和实践中学习及锻炼,要不断对护士进行职业道德教育,培养护士自觉地用职业道德规范自己,切实加强护士内在素质的培养,从而提高职业素质。护理教师应高度重视其教学活动对护生职业价值观的导向作用,学生则应在其中发挥主体作用,在教学中应将"优势教育"贯穿专业教学全过程,给护生职业价值观以潜移默化的积极影响。除注重讲历史、忆传统,还需深入讲发展、畅未来,尝试以培养对象的层次、发展目标等特征为施教切入点,以护士的社会职能激励个体的发展需求,引导护生对"优势教育"产生强烈共鸣。

3. 加强自我修养　加强自我修养、自我磨炼、自我体验,是培养护士高尚情操和良好心理素质的重要方法和途径之一。护士应根据护理工作的职业特点,在工作实践中,孜孜不倦地学习,以强烈的求知欲摄取知识营养,不断提高自己的知识水平。此外,要善于自我调节,理智地对待自己与周围的环境,自觉地用意志来指导自己的行为,生活中可通过观赏医学相关影视剧作品,加强自身修养,以获得护士职业条件要求具备的学识能力、品德和风格。

4. 培养积极进取的精神　护士应养成刻苦学习、积极进取的治学态度。一名合格的护士不仅要有扎实的专业知识和娴熟的操作技术,而且要有人文关怀所需要的文学、美学、社会学、心理学、人类学、管理学等方面的知识。否则,就难以适应现代护理事业的发展要求。因此,必须刻苦学习,积极进取,不断拓展新知识面,从而更好地充当"白衣天使"和"生命卫士",真正为广大民众"增进健康、预防疾病、恢复健康和减轻痛苦"。

总之,护士的心理素质,体现在护理工作的各个方面,贯穿于整个护理工作中,要把加强护士心理素质的教育和培养放在首要位置,从培养护士良好的心理素质入手,提高护士的职业素质,使护理工作达到一定境界。

链 接　自我激励九誓词

1. 我为成功而生,我不为失败而活。我不再悲痛地追忆过去,过去不会再来。我把握现在,向前去邂逅神奇的未来,没有恐惧,没有疑虑,没有失望,永远不再自怜自残。

2. 我当然是最优秀的。当一个人养成制定目标、完成计划的习惯时,就已经赢得了一半的成功,任何微小的工作,无论多么枯燥沉闷都会使我更加接近最终的胜利。

3. 我满怀喜悦地迎接新的一天。当我迈进新的一天时,我拥有了三个新伙伴:自信、自尊和热情,而热情是自信和自尊的根源。

4. 我不再难与人相处。生活不是由伟大的牺牲和责任构成的,而是由一些小事情,像微笑、善意和小小的职责构成的，每时每刻地微笑，无论对朋友还是敌人，并努力发现他们身上的品质。难与人相处，问题大多出在自己身上。

5. 我在每一次困境中寻找成功的萌芽。逆境是一所最好的学校，每一次失败、每一次打击、每一次损失都孕育着成功的萌芽，不再对失败耿耿于怀，不再逃避现实，不再拒绝从以往的错误中获取经验。逆境是通向一切成功的重要途径。

6. 我将尽最大努力爱自己。为了事业兴旺发达，我必须严守职责，并且永远走在时间前面，那些顶尖人物都是不满足于分内之事的，他们比常人做得更多、走得更远。他们不图回报，因为他们知道最终将尝到硕果。

7. 我正在全力以赴地工作。最弱小的人，只要集中力量于一点，也能得到好的结果，相反，最强大的人，如果把力量分散在许多方面，也会一事无成。小小的水滴，持之以恒，也能将最坚硬的岩石穿透；相反，湍流呼啸而过，却了无踪迹。

8. 我永远不再空想与空等。生活中成功的人总是充满快乐和希望，面带笑容地处理工作，富有幽默感，愉快欢乐，善于把握机会，对生活中的变化非常敏感，无论棘手的事还是顺利的事，都能以同样的态度对待。

9. 我将永远反省自身。如果每天都找出自己所犯的错误和坏习惯，那么我们身上最糟糕的缺点就会慢慢减少。每天要问自己，今天我发现了什么弱点？对抗了什么情感？抵御了什么诱惑？获得了什么美德？

第4节　护士心理健康维护

国外学者早在20世纪80年代就开始了对医护人员心理健康水平的研究。虽然研究者选取的研究角度不同，但结论都表明护士存在明显的心理健康问题。护士在工作中主要表现出与情绪相关的身体症状，如感到身心疲惫、机体内平衡失调等，往往患心身疾病的概率也大大增加。一些多年在临床一线工作的护士呈现出一定程度的情感冷漠。在ICU、手术室和精神科、肿瘤科、血液科等科室的护士则更容易出现心理健康问题。美国卫生界人士普遍认为："尽管护士有体谅患者、进行周到护理的满腔热情，但这种热情因某种原因被长期禁锢，以致丧失热情，使护理变得表面化、机械式，出现不能对患者的生活质量提高给予帮助的现象。"

相对于国外，国内对护士心理健康的研究起步较晚，20世纪90年代才逐渐开展起来。现有调查研究结果表明，临床护士普遍存在心理健康问题，护士群体中心境抑郁、紧张、焦虑、失眠、易怒等发生率较高。高强度的职业性应激易导致部分护士身心失衡或健康失调；综合性医院护士患胃肠疾病的比例显著高于疗养院护士。

护士的身心健康不仅关系到自身，而且还是帮助患者维护生命、促进健康、提供优质护理服务的前提和保证。护士一旦失去身心健康，不但难以帮助患者恢复或保持身心健康，甚至会不经意间造成患者的医源性身心创伤。因此，关注护士身心健康，是护理教育者、管理者和广大护士共同致力解决的重要课题。

一、影响护士心理健康的原因分析

（一）职业环境因素

护士是与患者接触最为密切的职业群体。他们每天置身于充满病痛的职业环境中，时刻直接面对与真切感受患者的痛苦和丧失，工作负荷大，工作节奏快，工作要求高，承担了更为具体和实际的诊疗任务及责任、风险和压力，精神高度紧张。由于每天的工作量超载，工作质量要求规范、严格，技术水平要求高，工作中的各种急救和突发事件具有多变性、不可控性，并且有来自患者的不满和伤害及被感染的危险等，使得负面情绪长期刺激护士的神经，稍有不慎极易产生护患矛盾，发生护患纠纷。相关调查显示，经常要面对危重患者、面对死亡的护士认为患者的残疾或离世对其产生的心理影响比每天处理危重患者产生的心理影响还大。

（二）组织管理因素

医疗机构中护理管理模式陈旧就不能满足护士角色范围扩大的需求。组织激励机制不完善，使得护士升迁机会少、工作缺乏安全感、对未来不乐观，认为自己付出了很多，但是没有得到相应的回报，就会导致挫折感的产生。随之，护士会对工作现状不满，失去工作的动力，感到工作压力大、没有快乐感，从而产生焦虑、紧张、厌烦等不良情绪。如果问题不能及时解决，护士就会表现得无助，即使是工作能力范围内能做的事也变得难以完成。

（三）人际因素

护士的人际关系比较复杂，涉及医护关系、护患关系、护护关系、护技关系等，任何一方面关系处理不好都会影响工作状态而产生压力。部分患者和家属对护士缺乏尊重和信任，当护士同时为许多患者负责、兼顾多名患者时，假如对个别患者的需求未做出及时反应，就可能导致护患冲突；患者因在医治过程中治疗效果不佳，往往慑于医生的权力，将矛盾指向护士，导致护患之间误解彼此；护士平时常面对患者的悲伤、愤怒等不良情绪，甚至有时还受到患者家属的语言攻击及不礼貌行为的困扰；另外，在现实工作中，由于各种原因，有时会出现医务人员之间相互推卸责任、相互埋怨、不配合等现象，这些矛盾和冲突都会对护士的身心健康产生影响。

（四）价值感因素

护士个人价值和职业价值的内心期望与现实的冲突也是影响护士心理健康的因素之一。在医疗机构，医生通常对患者享有更多决定、治疗及处置的权利，而护士却被认为仅仅是医生的执行者、医生的助手，护理工作的自主性和独立性未能得到很好的实现，导致护士的职业认同感差；但事实上护士的职业与服务行业相比，护理工作更紧张、琐碎、繁重，面对患者，护士需要具备更多的忍耐力，付出更多的努力。在新的护理模式下，护士不仅要付出脑力、体力劳动，还要付出更多的宽容与爱心；并且护士的平均学历远高于其他服务行业人员，这种反差使有些护士感到心理不平衡。

（五）护士的人格因素

护士在工作中不可避免地带着自己的人格色彩进入护患关系中，人格的差异会使他们对人、对事的态度及方法不同，甚至造成相互间的误解。护士的个体性格差异、婚姻状况、心理承受能力等因素，也是诱发慢性疲劳综合征的"温床"。

不同人格类型的护士在情绪、行为上的不同表现会对心身健康产生不同的影响。例如，A 型性格的人遇不良情绪应激，更容易表现出恼火、激动、发怒和急躁。C 型人格往往表现为内向、乖僻、小心翼翼、情绪不稳定、多愁善感、易冲动，常常过分要求自己，具有克制压抑的人格特点。C 型行为易发生恶性肿瘤的倾向已为临床观察和实验所支持。

二、护士心理健康的维护措施

考点
护士心理
健康的维
护措施

积极维护和调节护士的身心健康关系到护理工作中的每位成员，应从组织层面和个人层面综合考虑维护护士的心理健康。

（一）组织层面

护士的工作应激与工作倦怠的产生，除与个体因素密切相关外，其发生发展更大程度上是由组织的特点决定的，因此，维护护士心理健康最有效的措施是把组织干预和个体干预相结合。

1. 加强组织的社会支持功能　社会支持是增进和维护心理健康的重要因素之一。当护士能够感受到自己是被爱、被关心、被尊重的，是生活在一个彼此联系且相互帮助支持的人际网络中时，就会更容易抵制压力所带来的负性影响，保持心理的健康状态。

护理管理者应在精神层面和物质层面均给予护士积极影响。管理部门应制定公正的管理措施和奖惩政策，给予护士相应的保护、支持和鼓励，通过合理的工资增长、职称晋升、职位提升让其感受到组织的重视，充分发挥医院文化的激励作用，对优秀护士进行报道和宣传，激发护士的内在工作兴趣和理想抱负，防止工作倦怠的产生。

此外，鼓励护士积极同家人、亲友及组织机构中的专业人士保持联系，建立持续而稳定的人际关系，并告知他们在必要时可向他人寻求支持和帮助。提高全社会对护士群体的认同、理解，健全各项法律法规建设，提高待遇。

2. 明确护士的工作职责，减轻工作负荷　护士的工作责任感是影响工作应激的因素之一。如果护士在职业工作中，对自身的角色和职责不清楚，将会导致角色混乱，增加其应激的程度，损害心理健康。因此，相关部门应明确界定护士的工作职责，配备符合标准的人力资源，合理安排工作，降低工作强度，通过这些有效措施降低护士工作负荷，可有效提高医疗护理质量，防止工作中倦怠的产生。

3. 提供专业的心理干预　管理部门可针对护士存在和潜在的心理问题，通过设置放松场所，供护士消除身心紧张、交流情感体验。可设立专门的心理咨询室有针对性地对工作应激和工作倦怠进行心理咨询与辅导，为护士建立心理档案，进行定期的评估、咨询，以保证机体的工作应激，提高心理健康水平。

（二）个人层面

1. 加强护士职业认同感　职业认同感是个体对其所从事职业活动的性质、内容、社会价值和个人意义等所形成的看法，与社会对职业的评价或期望达到一致的状态。护士职业认同感是指护士对护理职业的自我肯定，并且感觉自身能够胜任这一职位，并清楚自己的职业理想与承诺。护理工作既具有挑战性，又充满了压力，因此护士不能仅仅以工作地位的高低或待遇的优劣去评价自身的职业，而应把工作的性质、特点与自身条件（包括知识水平、智力水平、能力、个性等）相结合，来进行人生定位和分析，去体验生命健康的神圣感和价值感，才能促进自身工作的提升。研究表明，以积极的情绪对待工作可以对身心健康起到积极的促进作用，也可以使自己较好地完成工作，获取成就感和价值感。

2. 学会评估自身工作应激状况　护士不能很好地选择适宜应对方式的原因在于对工作应激的应激源、影响因素、后果等缺乏系统认识。因此，护士应学习应激的相关理论知识，对自身的工作应激和心理健康进行评估，以便做到对问题早发现、早诊断、早处理，科学地从应激源、人格特征、社会支持、应对方式及应激反应等方面找出问题并进行调节。

3. 注重劳逸结合，提高应对策略　选择健康的生活方式如合理饮食、适当的体育锻炼及充足睡眠，合理计划学习、工作，做到张弛有度。如果在工作中遇到困惑，可以向周围的朋友或亲人主动倾诉，并求得他们的有益指导，以释放一定程度的心理压力。护士自身还可掌握一定的放松技术，以舒缓不良情绪，调整工作状态，如对镜子里的自己微笑，紧张时听听音乐及进行积极的自我语言暗示。这些随时可用的放松方法都能起到缓解紧张情绪的作用。护士在工作中应建立良好的人际关系，真心去理解患者的感受，真正地解决人际沟通中存在的具体问题，促进护理工作有效实施。

自测题

A₁/A₂ 型题

1. 护士最暗淡的历史形象主要发生在（　　　）
   A. 15～19 世纪　　　　B. 15～16 世纪
   C. 16～18 世纪　　　　D. 15～18 世纪
   E. 16～19 世纪

2. 护士扮演的角色种类之一是（　　　）
   A. 服务员　　　　　　B. 咨询者与教育者
   C. 发药员　　　　　　D. 清洁工
   E. 保姆

3. 护士应具备的职业心理素质之一是（　　　）
   A. 良好的情绪调节与自控能力
   B. 控制他人的能力
   C. 踏实肯干
   D. 吃苦耐劳
   E. 高尚品德

4. 属于护士角色人格内涵的词汇是（　　　）
   A. 忠于职守　　B. 崇高　　　C. 坦诚
   D. 无私奉献　　E. 善良

5. 建立良好的护患关系，很大程度上取决于护士

的人际交往能力及其（　　　）
   A. 权威性　　　　　B. 主动性　　　C. 变通性
   D. 主导性　　　　　E. 灵活性

6. 护士职业心理素质所隐含的适应性行为特征，要求从事护士职业的个体必须具有其（　　　）
   A. 角色适应性行为　　B. 适应性行为
   C. 职业行为　　　　　D. 道德行为
   E. 责任心

7. 与科学家的职业角色相匹配的要素特质是（　　　）
   A. 聪颖睿智　　　　　B. 擅长演技
   C. 求真务实　　　　　D. 刻苦钻研
   E. 探索创新

8. 属于南丁格尔塑造的"护士角色人格"早期形象的是（　　　）
   A. 高层次技术能手
   B. 社会保健的管理型人才
   C. 助手
   D. 开拓创新的研究型人才

E. 具备心理学知识的人

9. 被学者视为护士胜任职业角色的最主要因素的是（　　）

A. 气质与性格类型　　B. 社会适应性

C. 人际交往能力　　　D. 情绪调控能力

E. 忠于职守

10. 被心理学家视为"解除精神压力的最常用、最有效的办法"的是（　　）

A. 进行较剧烈的运动　B. 听音乐

C. 玩棋牌类游戏　　　D. 做健身操

E. 阅读

（付　佳）

参 考 文 献

丁淑贞，吴冰，2018. 实用临床心理护理指导手册. 北京：中国协和医科大学出版社.

郭念锋，2005. 心理咨询师（基础知识）. 北京：民族出版社.

理查德·格里格，菲利普·津巴多，2003. 心理学与生活. 第 19 版. 王垒，译. 北京：人民邮电出版社.

刘晓虹，李小妹，2018. 心理护理理论与实践. 第 2 版. 北京：人民卫生出版社.

彭聃龄，2019. 普通心理学. 第 5 版. 北京：北京师范大学出版社.

汪启荣，2019. 护理心理学基础. 第 3 版. 北京：人民卫生出版社.

吴斌，2013. 护理心理学. 北京：科学出版社.

杨艳杰，曹枫林，2017. 护理心理学. 第 4 版. 北京：人民卫生出版社.

张贵平，2014. 护理心理学. 第 2 版. 北京：科学出版社.

周亚林，2016. 社区护理学. 第 2 版. 北京：人民卫生出版社.

周郁秋，2009. 心理学基础. 北京：高等教育出版社.

周郁秋，2016. 护理心理学基础. 北京：人民卫生出版社.

附录

护理临床常用评定量表

附录 A 气质问卷调查表

指导语：下面 60 道题可以帮助您大致确定自己的气质类型，在回答这些问题时，您认为符合自己情况的记 2 分；比较符合的记 1 分；介于符合与不符合之间的记 0 分；比较不符合的记–1；完全不符合的记–2。

1. 做事力求稳妥，不做无把握的事。
2. 遇到可气的事就怒不可遏，想把心里话全说出来才痛快。
3. 宁肯一个人做事，也不愿很多人在一起。
4. 到一个新环境很快就能适应。
5. 厌恶那些强烈的刺激，如尖叫、噪声、危险的情境等。
6. 和人争吵时，总是先发制人，喜欢挑衅。
7. 喜欢安静的环境。
8. 善于和人交往。
9. 羡慕那种善于克制自己感情的人。
10. 生活有规律，很少违反作息制度。
11. 在多数情况下情绪是乐观的。
12. 碰到陌生人觉得很拘束。
13. 遇到令人气愤的事，能很好地自我克制。
14. 做事总是有旺盛的精力。
15. 遇到问题常常举棋不定、优柔寡断。
16. 在人群中从不觉得过分拘束。
17. 情绪高昂时，觉得干什么都有趣；情绪低落时，又觉得什么都没意思。
18. 当注意力集中于一个事物时，别的事很难使我分心。
19. 理解问题总比别人快。
20. 碰到危险情景，常有一种极度恐惧感。
21. 对学习、工作、事业怀有很高的热情。
22. 能够长时间做枯燥、单调的工作。
23. 符合兴趣的事情，干起来劲头十足，否则就不想干。
24. 一点小事就能引起情绪波动。
25. 讨厌那些需要耐心、细致的工作。
26. 与人交往不卑不亢。
27. 喜欢参加热闹的活动。

28. 爱看感情细腻、描写人物内心活动的文学作品。

29. 工作学习时间长，常感到厌倦。

30. 不喜欢长时间谈论一个问题，愿意实际动手干。

31. 宁愿侃侃而谈，不愿窃窃私语。

32. 别人说我总是闷闷不乐。

33. 理解问题常比别人慢些。

34. 疲倦时只要短暂休息就能精神抖擞，重新投入工作。

35. 心里有话宁愿自己想，不愿说出来。

36. 认准一个目标就希望尽快实现，不达目的，誓不罢休。

37. 学习、工作同样长时间后，常比别人更疲劳。

38. 做事有些莽撞，常常不考虑后果。

39. 老师讲授新知识时，总希望他讲慢些，多重复几遍。

40. 能够很快忘记那些不愉快的事情。

41. 做作业或做一件事情，总比别人花的时间多。

42. 喜欢运动量大的剧烈体育运动，或参加各种文艺活动。

43. 不能很快地把注意力从一件事转移到另一件事上去。

44. 接受一个任务后，就希望把它迅速完成。

45. 认为墨守成规比冒风险要强一些。

46. 能够同时注意几个事物。

47. 当我烦闷的时候，别人很难使我高兴。

48. 爱看情节起伏跌宕、激动人心的小说。

49. 对工作抱认真严谨、始终一贯的态度。

50. 和周围人们总是相处不好。

51. 喜欢学习学过的知识，重复做自己掌握的工作。

52. 希望做变化大、花样多的工作。

53. 小时候会背的诗歌，我似乎比别人记得清楚。

54. 别人说我"出语伤人"，可我并不觉得这样。

55. 在体育活动中，常因反应慢而落后。

56. 反应敏捷，头脑机智。

57. 喜欢有条理而不甚麻烦的工作。

58. 兴奋的事使我失眠。

59. 老师讲新概念，常常听不懂，但是弄懂以后就很难忘记。

60. 假如工作枯燥乏味，马上就会情绪低落。

记分表

胆汁质	题号	2	6	9	14	17	21	27	31	36	38	42	48	50	54	58	总分
	得分															
多血质	题号	4	8	11	16	19	23	25	29	34	40	44	46	52	56	60	总分
	得分															
黏液质	题号	1	7	10	13	18	22	26	30	33	39	43	45	49	55	57	总分
	得分															
抑郁质	题号	3	5	12	15	20	24	28	32	35	37	41	47	51	53	59	总分
	得分															

结果判断：根据四个总分值按以下方法判断自己的气质类型。

（1）如果某一类型气质得分比其他三种类型得分高出 4 分或 4 分以上，则可评定为该气质类型。如果该气质类型得分超过 20 分，则为典型型，在 10～20 分为一般型。

（2）两种气质类型得分相等或差异不大于 3 分，而且又比其他两种类型得分高出 4 分或 4 分以上，则可评定为这两种气质的混合型。

（3）三种气质得分均高于第四种而且接近，则为三种气质的混合型。

附录 B　A 型行为问卷

请回答下列问题。凡是符合您的情况的就在"是"字对应方框中打"√"；凡是不符合您的情况的就在"否"字对应方框中打"√"。每个问题必须回答，答案无所谓对与不对、好与不好。请尽快回答，不要在每个问题上太多思索。回答时不要考虑"应该怎样"，只回答您平时"是怎样的"。

项目	是	否
1. 我常常力图说服别人同意我的观点	☐	☐
2. 即使没有什么要紧的事，我走路也很快	☐	☐
3. 我经常感到应该做的事情很多，有压力	☐	☐
4. 即使对已经决定的事，别人也很容易使我改变主意	☐	☐
5. 我常常因为一些事大发脾气或与人争吵	☐	☐
6. 遇到买东西排长队时，我宁愿不买	☐	☐
7. 有些工作我根本安排不下，只是临时挤时间去做	☐	☐
8. 我上班或赴约会时，从来不迟到	☐	☐
9. 当我正在做事时，谁要是打扰我，不管有意无意，我都非常恼火	☐	☐
10. 总是看不惯那些慢条斯理、不紧不慢的人	☐	☐
11. 有时我简直忙得透不过气来，因为该做的事情太多了	☐	☐
12. 即使跟别人合作，我也总想单独完成一些更重要的部分	☐	☐
13. 有时我真想骂人	☐	☐
14. 我做事喜欢慢慢来，而且总是思前想后	☐	☐

续表

项目	是	否
15. 排队买东西时，要是有人加塞，我就忍不住指责他或出来干涉	☐	☐
16. 我觉得自己是一个无忧无虑、逍遥自在的人	☐	☐
17. 有时连我自己都觉得，我所操心的事远远超过我应该操心的范围	☐	☐
18. 无论做什么事，即使比别人差，我也无所谓	☐	☐
19. 我总不能像有些人那样，做事不紧不慢	☐	☐
20. 我从来没想过要按照自己的想法办事	☐	☐
21. 每天的事情都使我的精神高度紧张	☐	☐
22. 在公园里赏花、观鱼等，我总是先看完，等着同来的人	☐	☐
23. 对别人的缺点和毛病，我常常不能宽容	☐	☐
24. 在我所认识的人里，个个我都喜欢	☐	☐
25. 听到别人发表不正确的见解，我总想立即纠正他	☐	☐
26. 无论做什么事，我都比别人快一些	☐	☐
27. 当别人对我无礼时，我会立即以牙还牙	☐	☐
28. 我觉得我有能力把一切事情办好	☐	☐
29. 聊天时，我总是急于说出自己的想法，甚至打断别人的话	☐	☐
30. 人们认为我是一个相当安静、沉着的人	☐	☐
31. 我觉得世界上值得我信任的人实在不多	☐	☐
32. 对未来我有许多想法，并总想一下子都能实现	☐	☐
33. 有时我也会说人家的闲话	☐	☐
34. 尽管时间很宽裕，我吃饭也快	☐	☐
35. 听人讲话或报告时我常替讲话人着急，我想还不如我来讲	☐	☐
36. 即使有人冤枉了我，我也能够忍受	☐	☐
37. 我有时会把今天该做的事拖到明天去做	☐	☐
38. 人们认为我是一个干脆、利落、高效率的人	☐	☐
39. 有人对我或我的工作吹毛求疵时，很容易挫伤我的积极性	☐	☐
40. 我常常感到时间晚了，可一看表还很早呢	☐	☐
41. 我觉得我是一个非常敏感的人	☐	☐
42. 我做事总是匆匆忙忙的，力图用最少的时间办尽量多的事情	☐	☐
43. 如果犯错误，我每次都愿意承认	☐	☐
44. 坐公共汽车时，我总觉得司机开车太慢	☐	☐
45. 无论做什么事，即使看着别人做不好我也不想拿来替他做	☐	☐
46. 我常常为工作没做完、一天又过去而感到忧虑	☐	☐
47. 很多事如果由我来负责，情况要比现在好得多	☐	☐
48. 有时我会想到一些坏得说不出口的事	☐	☐
49. 即使受工作能力和水平很差的人所领导，我也无所谓	☐	☐
50. 必须等待什么的时候，我总是心急如焚，"像热锅上的蚂蚁"	☐	☐
51. 当事情不顺利时我就想放弃，因为我觉得自己能力不够	☐	☐
52. 假如我可以不买票白看电影，而且不会被发觉，我可能会这样做	☐	☐

续表

项目	是	否
53. 别人托我办的事情，只要我答应了，就从不拖延	□	□
54. 人们认为我做事情很有耐性，干什么都不会着急	□	□
55. 约会或乘车、船，我从不迟到，如果对方耽误了，我就恼火	□	□
56. 我每天看电影，不然心里不舒服	□	□
57. 许多事情本来可以大家分担，可我喜欢一个人去干	□	□
58. 我觉得别人对我的话理解太慢，甚至理解不了我的意思似的	□	□
59. 人家说我是个厉害的暴性子的人	□	□
60. 我常常比较容易看到别人的缺点而不大容易看到别人的优点	□	□

记分表

分量表	回答"是"的项目	回答"否"的项目
L 量表	8、20、24、43、56	13、33、37、48、52
TH 量表	2、3、6、7、10、11、19、21、22、26、29、34、38、40、42、44、46、50、53、55、58	14、16、30、54
CH 量表	1、5、9、12、15、17、23、25、27、28、31、32、35、39、41、47、57、59、60	4、18、36、45、49、51

A 型行为类型的评定是美国临床医师弗里德曼等在 20 世纪 50 年代对冠心病患者的性格和行为表现进行系统研究时开始的。该问卷由 60 个条目组成，分成三部分：①TH 部分，25 项，反映时间匆忙感、紧迫感和做事快等特征。高分表示：惜时如金，生活和工作节奏快，总有一种匆匆忙忙、时间不够用之感，可在短时间内完成最多的事情，容易粗心大意、急躁。对于节奏缓慢和浪费时间的工作或事物会不耐烦、不适应。低分表示：时间利用率不高，生活节奏不快，悠闲自在，心态平和，喜欢休闲和娱乐，做事有耐心，容易给人慢条斯理的感觉。②CH 部分，25 项，反映争强好胜、怀有戒心、敌意和缺乏耐性等特征。高分表示：生活及工作压力大，渴望事业有所成就，竞争意识强烈，争强好胜，希望出人头地，并对阻碍自己发展的人或事物表现出激烈的反感或攻击意识。低分表示：与世无争，容易与人和平相处，生活和工作压力不大，或可能生活标准不高，随遇而安，也可能是过于现实。③L 部分，10 项，为真实性检测题，L 量表得分大于 7 分，问卷不予分析。

计分方法：A 型行为类型量表评定是以 TH 加 CH 的得分多少来计算，得分超过 29 分为 A 型行为倾向；37~50 分为 A 型；30~36 分为中间偏 A 型；27~29 分为中间型；19~26 分为中间偏 B 型；1~18 分为 B 型。

附录 C　90 项症状自评量表（SCL-90）

以下表格中列出了有些人可能有的病痛或问题，请仔细阅读每一条，然后根据该问题与您自己的实际情况相符合的程度（最近 1 周或现在），在问题后选择一个适当的数值并在上面划上"√"：1＝没有；2＝轻度；3＝中度；4＝偏重；5＝严重。请不要漏掉问题。

项　目	选　择				
1. 头痛	1	2	3	4	5
2. 神经过敏，心中不踏实	1	2	3	4	5
3. 头脑中有不必要的想法或字句盘旋	1	2	3	4	5
4. 头晕或晕倒	1	2	3	4	5
5. 对异性的兴趣减退	1	2	3	4	5
6. 对旁人责备求全	1	2	3	4	5
7. 感到别人能控制自己的思想	1	2	3	4	5
8. 责怪别人制造麻烦	1	2	3	4	5
9. 忘性大	1	2	3	4	5
10. 在意自己衣饰的整齐及仪态的端庄	1	2	3	4	5
11. 容易烦恼和激动	1	2	3	4	5
12. 胸痛	1	2	3	4	5
13. 害怕空旷的场所或街道	1	2	3	4	5
14. 感到自己的精力下降、活动减慢	1	2	3	4	5
15. 想结束自己的生命	1	2	3	4	5
16. 听到旁人听不到的声音	1	2	3	4	5
17. 发抖	1	2	3	4	5
18. 感到大多数人都不可信任	1	2	3	4	5
19. 胃口不好	1	2	3	4	5
20. 容易哭泣	1	2	3	4	5
21. 同异性相处时感到害羞不自在	1	2	3	4	5
22. 感到受骗、中了圈套或有人想抓住自己	1	2	3	4	5
23. 无缘无故地突然感到害怕	1	2	3	4	5
24. 自己不能控制地大发脾气	1	2	3	4	5
25. 怕单独出门	1	2	3	4	5
26. 经常责怪自己	1	2	3	4	5
27. 腰痛	1	2	3	4	5
28. 感到难以完成任务	1	2	3	4	5
29. 感到孤独	1	2	3	4	5
30. 感到苦闷	1	2	3	4	5
31. 过分担忧	1	2	3	4	5
32. 对事物不感兴趣	1	2	3	4	5
33. 感到害怕	1	2	3	4	5
34. 感情容易受到伤害	1	2	3	4	5
35. 旁人能知道自己的私下想法	1	2	3	4	5
36. 感到别人不理解自己、不同情自己	1	2	3	4	5

续表

项　目	选　择				
37. 感到人们对自己不友好、不喜欢自己	1	2	3	4	5
38. 做事必须做得很慢，以保证做得正确	1	2	3	4	5
39. 心跳得很厉害	1	2	3	4	5
40. 恶心或胃部不舒服	1	2	3	4	5
41. 感到比不上他人	1	2	3	4	5
42. 肌肉酸痛	1	2	3	4	5
43. 感到有人在监视自己、谈论自己	1	2	3	4	5
44. 难以入睡	1	2	3	4	5
45. 做事必须反复检查	1	2	3	4	5
46. 难以做出决定	1	2	3	4	5
47. 怕乘电车、公共汽车、地铁或火车	1	2	3	4	5
48. 呼吸有困难	1	2	3	4	5
49. 一阵阵发冷或发热	1	2	3	4	5
50. 因为感到害怕而避开某些东西、场合或活动	1	2	3	4	5
51. 脑子变空了	1	2	3	4	5
52. 身体发麻或刺痛	1	2	3	4	5
53. 喉咙有梗塞感	1	2	3	4	5
54. 感到前途没有希望	1	2	3	4	5
55. 不能集中注意	1	2	3	4	5
56. 感到身体的某一部分软弱无力	1	2	3	4	5
57. 感到紧张或容易紧张	1	2	3	4	5
58. 感到手或脚发重	1	2	3	4	5
59. 想到死亡的事	1	2	3	4	5
60. 吃得太多	1	2	3	4	5
61. 当别人看着自己或谈论自己时感到不自在	1	2	3	4	5
62. 有一些不属于自己的想法	1	2	3	4	5
63. 有想打人或伤害他人的冲动	1	2	3	4	5
64. 醒得太早	1	2	3	4	5
65. 必须反复洗手、点数目或触摸某些东西	1	2	3	4	5
66. 睡得不稳不深	1	2	3	4	5
67. 有想摔坏或破坏东西的冲动	1	2	3	4	5
68. 有一些别人没有的想法或念头	1	2	3	4	5
69. 感到对别人神经过敏	1	2	3	4	5
70. 在商店或电影院等人多的地方感到不自在	1	2	3	4	5
71. 感到任何事情都很困难	1	2	3	4	5
72. 一阵阵恐惧或惊恐	1	2	3	4	5
73. 在公共场合吃东西感到很不舒服	1	2	3	4	5
74. 经常与人争论	1	2	3	4	5

续表

项　目	选　择				
75. 单独一人时精神很紧张	1	2	3	4	5
76. 别人对自己的成绩没有做出恰当的评价	1	2	3	4	5
77. 即使和别人在一起也感到孤单	1	2	3	4	5
78. 感到坐立不安心神不定	1	2	3	4	5
79. 感到自己没有什么价值	1	2	3	4	5
80. 感到熟悉的东西变成陌生或不像真的	1	2	3	4	5
81. 大叫或摔东西	1	2	3	4	5
82. 害怕会在公共场合晕倒	1	2	3	4	5
83. 感到别人想占自己的便宜	1	2	3	4	5
84. 为一些有关性的想法而苦恼	1	2	3	4	5
85. 认为应该因为自己的过错而受到惩罚	1	2	3	4	5
86. 感到要很快把事情做完	1	2	3	4	5
87. 感到自己的身体有严重问题	1	2	3	4	5
88. 从未感到和其他人很亲近	1	2	3	4	5
89. 感到自己有罪	1	2	3	4	5
90. 感到自己的脑子有毛病	1	2	3	4	5

附录 D　抑郁自评量表

下面有 20 个项目,请您仔细阅读每一条,然后根据您最近 1 周的实际感受如实回答。有四种表示不同程度的选项:1＝没有或很少时间;2＝少部分时间;3＝相当多时间;4＝绝大部分或全部时间。请在符合您情况的对应数值上划上"√"。

项　目	选　择			
1. 我觉得闷闷不乐,情绪低沉	1	2	3	4
2. 我觉得 1 天之中早晨最好	1	2	3	4
3. 我一阵阵哭出来或想哭	1	2	3	4
4. 我晚上睡眠不好	1	2	3	4
5. 我吃得跟平常一样多	1	2	3	4
6. 我与异性密切接触时和以往一样感到愉快	1	2	3	4
7. 我发觉我的体重在下降	1	2	3	4
8. 我有便秘的苦恼	1	2	3	4
9. 我心跳比平时快	1	2	3	4
10. 我无缘无故地感到疲乏	1	2	3	4
11. 我的头脑跟平常一样清楚	1	2	3	4
12. 我觉得经常做的事情并没有困难	1	2	3	4
13. 我觉得不安而平静不下来	1	2	3	4
14. 我对未来抱有希望	1	2	3	4

续表

项 目	选 择			
15. 我比平常容易生气激动	1	2	3	4
16. 我觉得做出决定是容易的	1	2	3	4
17. 我觉得自己是个有用的人，有人需要我	1	2	3	4
18. 我的生活过得很有意思	1	2	3	4
19. 我认为如果我死了别人会生活得更好些	1	2	3	4
20. 平常感兴趣的事我仍然照样感兴趣	1	2	3	4

附录 E　焦虑自评量表

下面有 20 条陈述，请您仔细阅读每一条，把意思弄明白，然后根据您最近 1 周的实际情况在适当的数值上划上"√"：1＝没有或很少时间；2＝少部分时间；3＝相当多时间；4＝绝大部分或全部时间。

项 目	选 择			
1. 我觉得比平时容易紧张或着急	1	2	3	4
2. 我无缘无故地感到害怕	1	2	3	4
3. 我容易心里烦乱或感到惊恐	1	2	3	4
4. 我觉得我可能将要发疯	1	2	3	4
5. 我觉得一切都很好	1	2	3	4
6. 我手脚发抖打颤	1	2	3	4
7. 我因为头痛、颈痛和背痛而苦恼	1	2	3	4
8. 我觉得容易衰弱和疲乏	1	2	3	4
9. 我觉得心平气和，并且容易安静地坐着	1	2	3	4
10. 我觉得心跳很快	1	2	3	4
11. 我因为一阵阵头晕而苦恼	1	2	3	4
12. 我有晕倒发作，或觉得要晕倒似的	1	2	3	4
13. 我吸气呼气都感到很容易	1	2	3	4
14. 我的手脚麻木和刺痛	1	2	3	4
15. 我因为胃痛和消化不良而苦恼	1	2	3	4
16. 我常常要小便	1	2	3	4
17. 我的手脚常常是干燥温暖的	1	2	3	4
18. 我脸红发热	1	2	3	4
19. 我容易入睡并且一夜睡得很好	1	2	3	4
20. 我做噩梦	1	2	3	4

自测题参考答案

第1章

一、A₁/A₂型题

1. C 2. A 3. D 4. A 5. B 6. E

二、A₃/A₄型题

7. A 8. B 9. C 10. C

第2章

一、A₁/A₂型题

1. E 2. B 3. A 4. D 5. E 6. D 7. B 8. C 9. A 10. C

二、A₃/A₄型题

11. E 12. D 13. B 14. A 15. C 16. E 17. C 18. B 19. D

第3章

一、A₁/A₂型题

1. D 2. B 3. E 4. E 5. D 6. A 7. C 8. D

二、A₃/A₄型题

9. A 10. B 11. D 12. C

第4章

一、A₁/A₂型题

1. B 2. E 3. A 4. E 5. E 6. B

二、A₃/A₄型题

7. D 8. B 9. D 10. A

第5章

一、A₁/A₂型题

1. A 2. C 3. A 4. E 5. B 6. E 7. B

二、A₃/A₄型题

8. B 9. C 10. E

第6章

一、A₁/A₂型题

1. C 2. D 3. A 4. B 5. D 6. A 7. C 8. B 9. C 10. C 11. E

二、A₃/A₄ 型题

12. C　13. D

第 7 章

一、A₁/A₂ 型题

1. C　2. A　3. A　4. B　5. E　6. D

二、A₃/A₄ 型题

7. A　8. D　9. D　10. E

第 8 章

A₁/A₂ 型题

1. E　2. B　3. A　4. D　5. B　6. A　7. E　8. C　9. A　10. B